Usability-Engineering in der Medizintechnik

Claus Backhaus

Usability-Engineering in der Medizintechnik

Grundlagen – Methoden – Beispiele

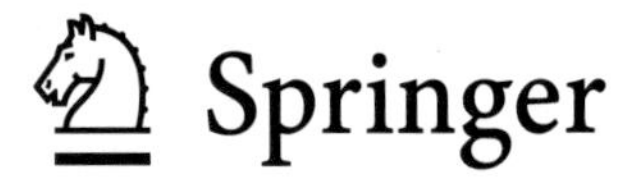

Dr.-Ing. Claus Backhaus
Neuer Kamp 1
20359 Hamburg
c-backhaus@t-online.de

ISBN 978-3-642-00510-7 e-ISBN 978-3-642-00511-4
DOI 10.1007/978-3-642-00511-4
Springer Heidelberg Dordrecht London New York

Die Deutsche Nationalbibliothek verzeichnet diese Publikation in der Deutschen Nationalbibliografie; detaillierte bibliografische Daten sind im Internet über http://dnb.d-nb.de abrufbar.

Einbandentwurf: WMXDesign GmbH, Heidelberg

Gedruckt auf säurefreiem Papier

Springer ist Teil der Fachverlagsgruppe Springer Science+Business Media (www.springer.com)

Inhaltsverzeichnis

Kapitel 1
Technikeinsatz in der Medizin

1.1 Medizinischer und technischer Fortschritt

Medizinischer und technischer Fortschritt stehen in einer engen und dynamischen Beziehung zueinander, in der neue Technologien helfen, präzisere Informationen über den Gesundheitszustand eines Patienten zu erhalten und neue therapeutische Behandlungsmöglichkeiten zu eröffnen.

Gleichermaßen tragen neue medizinische Erkenntnisse zur Weiterentwicklung und Verbesserung bestehender Medizingeräte oder Neuentwicklung medizintechnischer Behandlungssysteme bei. In den letzten Dekaden hat die Entwicklung medizintechnischer Geräte zur Diagnostik, Therapie und Überwachung von Patienten enorme Fortschritte gemacht. Dies wird besonders in hochtechnisierten medizinischen Bereichen, wie z. B. der Intensivmedizin oder der Anästhesie deutlich, in denen ärztliches oder pflegerisches Handeln ohne den Einsatz medizintechnischer Geräte nahezu undenkbar geworden ist [5, 30].

Dieser Fortschritt führt zu einer stetigen Zunahme der am Patienten eingesetzten Medizintechnik (Abb. 1.1).

Für das ärztliche und pflegerische Personal resultiert aus dem Zuwachs ein erhöhter Aufwand für die Interaktion mit der eingesetzten Medizintechnik. Die originär auf den Patienten ausgerichtete Tätigkeit wird zunehmend zu einem Technik- und Geräteeinsatz im Behandlungsprozess [31, 42].

Aus dem steigenden Technikeinsatz resultieren neue Anforderungen an die technische Sicherheit und die Benutzungsqualität von medizintechnischen Geräten, die parallel zur technischen Weiterentwicklung zu einer Verschärfung der gesetzlichen Auflagen für den Umgang und Verkehr mit Medizingeräten geführt haben.

Für die Hersteller von Medizinprodukten ist heute eine umfangreiche Überprüfung der Sicherheit und die Bewertung des medizinischen Nutzens seiner Produkte vorgeschrieben [6].

C. Backhaus, *Usability-Engineering in der Medizintechnik*,
DOI 10.1007/978-3-642-00511-4_1,

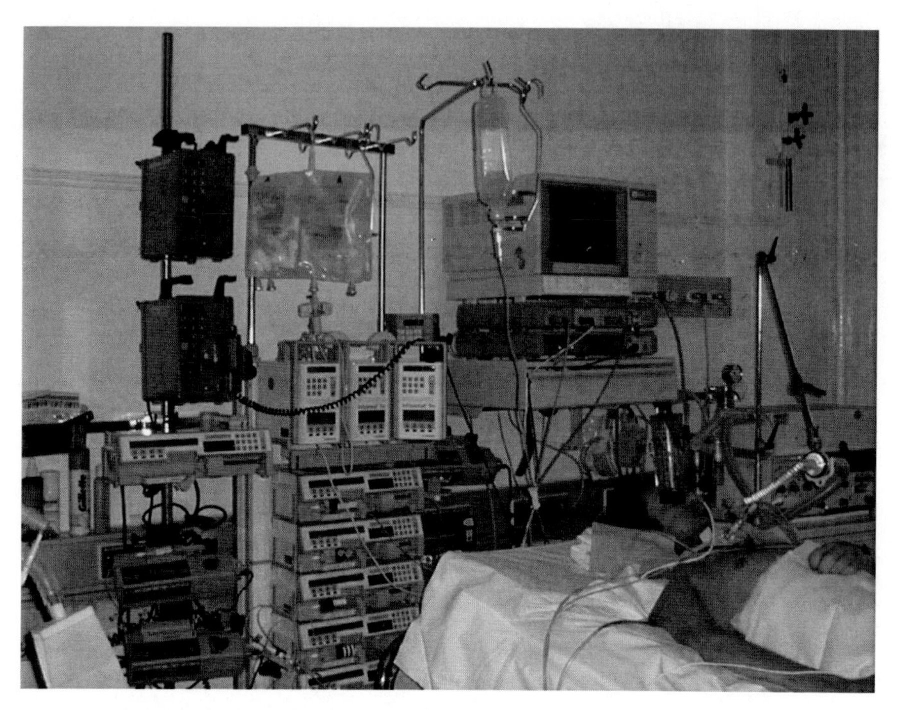

Abb. 1.1 Intensivmedizinischer Arbeitsplatz

1.2 Medizintechnik im medizinischen Arbeitssystem

Medizingeräte unterscheiden sich von Investitions- und Konsumgütern durch ihren unmittelbaren, häufig invasiven Einsatz am Menschen, der oftmals mit einem direkten Eingriff in die biologische Existenz des Betroffenen verbunden ist. Dabei ist der Patient meist nicht Anwender des Gerätes, wodurch Medizingeräte in der Regel über zwei Schnittstellen zum Menschen verfügen [39].

Diese Wirkbeziehung stellt das Patient-Arzt-Maschine-System (PAMS) [29] dar, in dem die Systemelemente Patient, Arzt (respektive Pflegekraft) und Maschine über Interaktionen miteinander in Beziehung stehen (Abb. 1.2).

Durch die Allgemeingültigkeit dieses Systemansatzes ist zunächst keine spezifische Systemgrenze festgelegt. Arbeitsauftrag und Arbeitsergebnis hängen von der gewählten Betrachtungsebene und der damit verbundenen Systemgrenze ab.

Das betrachtete Arbeitssystem kann durch bewusstes Erweitern oder Detaillieren seiner Grenze der untersuchten Fragestellung angepasst werden. In Analogie können die Arbeitsprozesse innerhalb des betrachteten Arbeitssystems auf unterschiedlichen Abstraktions- oder Detailstufen betrachtet werden, um mehr oder weniger detailliert die im Ablauf festgelegte, zielgerichtete Wandlung eines Energie-, Material- oder Informationsflusses in ein angestrebtes Arbeitsergebnis zu untersuchen.

Für medizinische Arbeitssysteme ergeben sich einige Besonderheiten, die dieses System zu einem komplexen soziotechnischen System machen [37]:

- Es werden hohe Informations- und Datenmengen verarbeitet (z. B. Informationen über den physiologischen Zustand, Daten zur Patientenüberwachung etc.)
- Einzelne Elemente des Arbeitssystems sind miteinander vernetzt und interagieren untereinander (so bestimmt z. B. der Arbeitsgegenstand *Patient* gleichzeitig die Aufgabenstellung *Behandlung*)
- Das Arbeitssystem weist intransparente Strukturen auf und ist in seinem Verhalten nicht eindeutig vorhersehbar (z. B. sind viele physiologische Vorgänge des Patienten nicht durch Sensoren zu erfassen und nur in Form von Modellen zu beschreiben)
- Der Zustand des Systems verändert sich eigendynamisch, d. h. auch ohne äußere Einwirkung finden Zustandsveränderungen statt (z. B. Pharmakokinetik, Stoffwechsel etc.)

Bezogen auf diese Merkmale ist zu erkennen, dass durch den zunehmenden Einsatz von medizintechnischen Geräten im Behandlungsprozess zwei Effekte auftreten:

1. Mit zunehmendem Technikeinsatz steigt die medizinische Qualität der Behandlung, da z. B. mehr physiologische Daten überwacht werden können und dadurch Vorgänge besser vorhersehbar werden (daraus folgt: Reduktion intransparenter Strukturen)
2. Mit zunehmendem Technikeinsatz steigt die Komplexität medizinischer Arbeitssysteme, da zunehmend mehr Daten und Informationen verarbeitet werden müssen, was zu einer Zunahme der erforderlichen Interaktionen zwischen Anwender und Technik führt

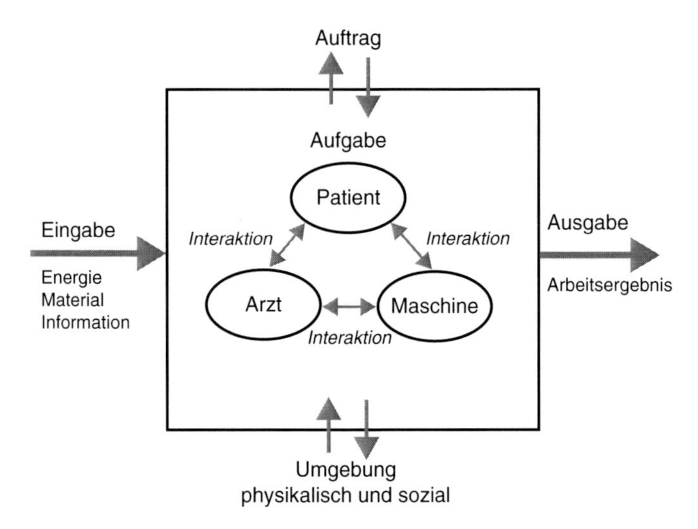

Abb. 1.2 Modell eines medizinischen Arbeitssystems

Ziel der Entwicklung medizintechnischer Geräte ist unter anderem die Steigerung der Behandlungs- bzw. Therapiequalität, das Ermöglichen neuer Behandlungs- und Therapieverfahren sowie die Prävention und Früherkennung von Krankheiten [41].

Dabei sind möglichst keine zusätzlichen Belastungsfaktoren für das medizinische oder pflegerische Personal durch den Einsatz neuer Technik zu erzeugen, um eine zunehmende Komplexität des medizinischen Arbeitssystems zu vermeiden.

Für die Gerätegestaltung ergibt sich die Forderung nach einer möglichst reibungslosen Interaktion zwischen Anwender, Gerät und Arbeitssystem, die sich durch eine ergonomische Gestaltung der Geräteoberfläche und die systemergonomische Integration des Gerätes in den Behandlungs- respektive Arbeitsprozess erreichen lässt [10, 11, 27, 34, 40].

1.3 Rechtssituation

Für das Herstellen, Inverkehrbringen, Betreiben und Anwenden von Medizinprodukten im Raum der Europäischen Gemeinschaft (EG) gelten besondere, gesetzlich vorgeschriebene Zulassungs- und Überwachungsverfahren, die eine hohe medizinisch-technische Sicherheit dieser Geräte gewährleisten sollen [2, 6].

Durch das Medizinproduktegesetz [14] vom 2. August 1994 wird vom Hersteller erstmals ein Nachweis der medizinischen Leistungsfähigkeit verlangt. Dieser soll im Rahmen einer klinischen Bewertung oder klinischen Prüfung belegen, dass von dem untersuchten Produkt keine unvertretbaren Nebenwirkungen ausgehen bzw. Wechselwirkungen mit anderen Medizinprodukten, Gegenständen oder Arzneimitteln auftreten, die zu einer Beeinträchtigung der Patientensicherheit führen können [9].

Zusätzlich sind vom Hersteller sogenannte *Grundlegende Anforderungen* bei der Auslegung und Konstruktion eines Medizinproduktes zu beachten, welche die technische Sicherheit dieser Produkte gewährleisten sollen. In einem Konformitätsbewertungsverfahren weist der Hersteller deren Einhaltung nach und signalisiert dies dem Anwender oder Betreiber durch das Anbringen eines CE-Kennzeichens an dem Produkt. Art und Umfang des gesetzlich vorgeschriebenen Konformitätsbewertungsverfahrens sind dabei vom Gefährdungspotential abhängig, das vom betrachteten Medizinprodukt ausgeht [13, 14, 15, 17, 18, 38].

Für den Hersteller ist es dabei von Vorteil, sich bei Auslegung und Konstruktion seines Produktes an europaweit vereinheitlichten technischen Standards, sogenannten *Harmonisierten Normen*, zu orientieren, sofern diese für sein Produkt verfügbar sind. *Harmonisierte Normen* werden im Auftrag der Europäischen Union erarbeitet und in deren Amtsblatt veröffentlicht. Werden sie bei der Auslegung und Konstruktion eines Medizinproduktes vom Hersteller eingehalten, so ist davon auszugehen, dass das Medizinprodukt dem Stand der Technik entspricht.

Im Rahmen des durchzuführenden Konformitätsbewertungsverfahrens werden in einer Risikoanalyse die möglichen Gefahren, die bei der Anwendung des Medizinproduktes auftreten können, vom Hersteller ermittelt und bewertet. Hierzu stehen unterschiedliche Analyseverfahren zur Verfügung, mit deren Hilfe die technische Sicherheit eines Gerätes ermittelt wird [20, 21].

Für das Anwenden und Betreiben von Medizingeräten wird ein entsprechend qualifiziertes Personal, regelmäßige Sicherheitstechnische- und Messtechnische-Kontrollen für bestimmte Medizinprodukte und bei Geräten mit einem erhöhten Gefährdungspotential für den Patienten eine Einweisung durch besonders qualifizierte Personen in den sicheren Umgang mit diesen Medizingeräten gefordert [12, 33].

Durch das Medizinproduktegesetz werden hohe Anforderungen an die medizinische Wirksamkeit, die technische Sicherheit sowie den Einsatz und die Anwendung von Medizinprodukten gestellt.

Anforderungen an die ergonomische Qualität eines Medizingerätes, die ein Maß für die Anpassung des Gerätes an die Bedürfnisse des Anwenders sind, existieren bislang lediglich in Form von technischen Regeln zur ergonomischen oder benutzerorientierten Produktgestaltung [22, 23, 24, 25, 26, 44].

1.4 Normative Aspekte

Normen sind technische Regeln, in denen Interessengruppen Sachzusammenhänge vereinbaren und dokumentieren. Sie repräsentieren allgemein den anerkannten Stand der Technik. Normen sind nur dann rechtsverbindlich, wenn in einem Gesetz oder einer Rechtsverordnung ein *Normativer Verweis* zwingend auf die Einhaltung oder Erfüllung eines technischen Standards hinweist.

Für die Auslegung und Gestaltung von Medizinprodukten haben *Harmonisierte Normen* im Europäischen Wirtschaftsraum eine besondere Bedeutung. Berücksichtigt ein Hersteller bei der Konstruktion und Auslegung seines Medizinproduktes Harmonisierte Normen, so wird die Einhaltung der wesentlichen Anforderungen (in der Regel Sicherheitsanforderungen) der EG-Richtlinien unterstellt. Im Schadensfall kommt es dadurch zu einer *Umkehr der Beweislast*. Dies bedeutet, dass die geschädigte Partei den Nachweis zu erbringen hat, dass das eingesetzte Medizinprodukt zum Zeitpunkt des Schadensereignisses nicht den geltenden Sicherheitsanforderungen entsprach, sich also nicht in einem sicheren Zustand befand. Dadurch ist es für den Hersteller eines Medizinproduktes besonders attraktiv, bestehende Harmonisierte Normen für sein Medizinprodukt im Entwicklungsprozess zu berücksichtigen.

Mit der Ergonomie bzw. ergonomischen Gestaltungsqualität von Medizinprodukten beschäftigen sich insbesondere zwei technische Standards:

- DIN EN 60601-1-6 „Medizinische elektrische Geräte – Allgemeine Festlegungen für die Sicherheit einschließlich der wesentlichen Leistungsmerkmale – Gebrauchstauglichkeit“ (IEC 60601-1-6:2006 oder VDE 0750-1-6) [35]

- DIN EN 62366 „Medizinprodukte – Anwendung der Gebrauchstauglichkeit auf Medizinprodukte“ (IEC 62366:2007 oder VDE 0750-245) [36]

Der Anwendungsbereich der DIN EN 60601-1-6 sind elektromedizinische Geräte und damit der überwiegende Teil der aktiven Medizinprodukte. Mit der Norm DIN EN 62366 wurden die bestehenden Anforderungen zur Entwicklung ergonomischer Medizinprodukte etwas später auch auf den Bereich der nicht aktiven bzw. nicht elektrisch betriebenen Medizinprodukte ausgedehnt. Es handelt sich bei beiden Standards um Harmonisierte Normen.

DIN EN 60601-1-6 und der DIN EN 62366 verbessern durch eine ergonomische Gestaltung die Anwendungssicherheit von Medizintechnik.

Das Ziel beider Normen ist es, durch eine ergonomische Gestaltung die Anwendungssicherheit von Medizintechnik nachhaltig zu verbessern. Hierzu wird gefordert, Wissen zur ergonomischen Gestaltung bereits während der Entwicklung ausreichend zu berücksichtigen. Durch ein iteratives Vorgehen ist die Mensch-Maschine Schnittstelle eines Medizinproduktes einschließlich der produktbegleitenden Literatur (Gebrauchsanleitung, Begleitpapiere, Schulungsunterlagen etc.) möglichst optimal auf die Bedürfnisse und Fähigkeiten des Anwenders abzustimmen. Mögliche Fehlbedienungen sind dabei bereits im Entwicklungsprozess zu antizipieren, und die Wahrscheinlichkeit für deren Auftreten bzw. deren Auswirkungen sind durch entsprechende Gestaltungsmaßnahmen zu minimieren. Dieses Vorgehen muss durch das Anfertigen einer Ergonomie-Akte belegt werden, in der alle Aktivitäten zur benutzerzentrierten Produktentwicklung erfasst werden. Bestandteile dieses Dokuments sind (u. a.):

- Die vollständige Spezifikation der Anwendung (Beschreibung wesentlicher Anwendungsmerkmale, die für die Auslegung der Mensch-Maschine Schnittstelle von Bedeutung sind)
- Spezifikation des Anwenderkreises (z. B. fachliche Qualifikation, Ausbildung, benutzertypische Einschränkungen etc.)
- Vorhersehbare Fehlhandlungen bei der Anwendung (z. B. typische, zu erwartende Aufmerksamkeits- oder Erinnerungsfehler bei der Anwendung, Irrtum oder vorhersehbarer Missbrauch)
- Aufgabenbezogene Anforderungen an den Anwender, die sich aus dem Arbeitsprozess ergeben
- Spezifikation der Anwendungsumgebung (Nutzungskontext)
- Informationen über bekannte Gefährdungen bei Geräten ähnlicher oder gleicher Zweckbestimmung (sofern diese Informationen verfügbar sind)
- Ergebnisse der Überprüfung der Mensch-Maschine Schnittstelle des Medizinproduktes

Dabei soll die Überprüfung der Mensch-Maschine Schnittstelle bereits zu einem möglichst frühen Zeitpunkt beginnen und sich kontinuierlich über den gesamten

Produktentwicklungsprozess fortsetzen. Es wird zwischen dem *Verifizieren* und *Validieren* der Anforderungen an die ergonomische Gestaltung der Mensch-Maschine Schnittstelle unterschieden. Verifizieren ist das Festlegen und Überprüfen von Gestaltungsmerkmalen der Mensch-Maschine Schnittstelle. Hierzu ist vom Hersteller eine Spezifikation der ergonomischen Leistungsmerkmale der Mensch-Maschine Schnittstelle zu erstellen. Diese liefert die Grundlage für deren Entwicklung, Überprüfung und der sich nachfolgend anschließenden Validierung. Der erarbeitete Anforderungskatalog, die durchgeführte Überprüfung und die sich ggf. abgeleiteten Korrekturmaßnahme müssen in der Ergonomie-Akte dokumentiert werden. Bei Bedarf können die festgelegten Anforderungen während der Verifizierung kontinuierlich angepasst werden. Ziel des Verifizierungsprozesses ist es sicherzustellen, dass bereits zu Beginn der Produktentwicklung Anforderungen aus dem Nutzungskontext in ausreichendem Maß berücksichtigt werden.

Die sich anschließende Validierung verfolgt das Ziel, die praktische Eignung der Mensch-Maschine Schnittstelle – z. B. in Tests – zu überprüfen. Auch die Validierung findet kontinuierlich und iterativ im Entwicklungsprozess statt. Sie bietet so die Möglichkeit, durch den Einsatz geeigneter Methoden und Verfahren, potentielle Gestaltungsdefizite frühzeitig zu erkennen und mit Hilfe geeigneter Korrekturmaßnahmen zu beseitigen.

Bestandteil der Validierung ist die Auswahl entsprechender Evaluationsmethoden, dass Festlegen von Bewertungskriterien, die Beteiligung einer repräsentativen Anwendergruppe und das Berücksichtigen relevanter Anwendungsszenarien für die Gerätebedienung. Dabei müssen zumindest die Hauptfunktionen beim Einsatz eines Medizinproduktes überprüft werden. Das gesamte Vorgehen wird in einem Validierungsplan beschrieben, der einschließlich der Ergebnisse und der abgeleiteten Korrekturmaßnahmen Bestandteil der Ergonomie-Akte ist.

Ein ausführliches Beispiel zum Inhalt und zur Ausführung einer Ergonomie-Akte ist sowohl im Anhang der DIN EN 60601-1-6 als auch der DIN EN 62366 hinterlegt.

Beide Normen orientieren sich inhaltlich an bestehenden Leitlinien zur ergonomischen Gestaltung von Medizinprodukten der *Food and Drug Administration* (FDA) der Vereinigten Staaten von Amerika, die für die Zulassung von Medizinprodukten für den nordamerikanischen Wirtschaftsraum verantwortlich ist [4].

Im Unterschied zur Marktzulassung innerhalb der Europäischen Union, in der ein Hersteller eines Medizinproduktes in Abhängigkeit von dem Gefährdungspotential seines Produktes, dieses selbst bzw. in Kooperation mit einer privatwirtschaftlichen Prüfstelle (sog. *Benannten Stelle*) in Verkehr bringen kann, erfolgt die Markzulassung eines Medizinproduktes in Nordamerika durch die FDA.

1.5 Ökonomische Aspekte

Parallel zum medizinischen und medizintechnischen Fortschritt ist eine stetige Zunahme der Kosten für die stationäre Behandlung von Patienten zu verzeichnen. Dabei stellt der Krankenhausbereich mit einem Anteil von rund 35% für das

Jahr 1999 einen der wichtigsten Kostenfaktoren dar [28]. Bereits Ende der 1980er Jahre wurde daher von der Bundesregierung versucht, durch das Verabschieden des Gesundheitsreformgesetzes [16] das Selbstkostendeckungsprinzip der Krankenhausfinanzierung schrittweise aufzulösen und durch neue, leistungsorientierte Vergütungssysteme zu ersetzen [1, 7, 16, 43].

Der dadurch eingeleitete Paradigmenwechsel liefert erstmals einen Anreiz für die wirtschaftliche Leistungserbringung im Krankenhaus. Er wird in der Verordnung zum Fallpauschalensystem für Krankenhäuser [19] umgesetzt, die eine Vergütung der erbrachten Leistungen auf der Grundlage von Haupt- und Nebendiagnosen sowie dem Schweregrad der Erkrankung vorsieht. Die Vergütung erfolgt dabei auf der Grundlage von Fallkostenpauschalen bzw. Diagnosis-Related-Groups (DRGs).

Die durch das Selbstkostendeckungsprinzip induzierte medizinische Maximalversorgung des Patienten muss zunehmend stärker dem Prinzip einer wirtschaftlichen Erfüllung des gesetzlichen Versorgungsauftrages der Krankenhäuser weichen.

Trotz dieser Versuche, einer stetigen Kostenzunahme in der Krankenhausversorgung entgegen zu wirken, stiegen die Gesamtkosten der Krankenhäuser in der Bundesrepublik Deutschland in den Jahren 1991–1997 um ca. 30% [3]. Ursachen hierfür sind die aus der demografischen Entwicklung resultierenden, steigenden Patientenzahlen, die zu einer Zunahme von älteren, chronisch kranken Patienten führt sowie die gestiegene medizinische Leistungsfähigkeit, die zu zunehmenden Behandlungskosten pro Patient führt [8, 32].

Für den Einsatz und die Entwicklung von Medizintechnik folgt daraus, dass zusätzlich zum medizinischen Nutzen eines Gerätes auch die Wirtschaftlichkeit des Einsatzes zu berücksichtigen ist. Hierzu gehören neben den Kosten für die Anschaffung des Gerätes auch Aufwendungen, die mit der Anwendung, Aufbereitung und ggf. Entsorgung von Medizintechnik verbunden sind.

Literatur

[1] Adam D (1998) Krankenhausmanagement im Wandel. In: Hentze J, Burkhard H, Kerres E (Hrsg.) Krankenhaus Controlling. Stuttgart, Kohlhammer

[2] Amtsblatt der Europäischen Gemeinschaft (1993) Richtlinie 93/42/EWG des Rates vom 14. Juni 1993 über Medizinprodukte. Amtsblatt der Europäischen Gemeinschaften Nr. L 169 S. 1

[3] Arnold K, Litsch M, Schellschmidt H (2002) Krankenhaus Report 2001. Stuttgart, Schattauer Verlagsgesellschaft

[4] Association for the Advancement of Medical Instrumentation (1999) Human Factors Design Process for Medical Devices – Part 1: Human Factors Engineering Guidelines and Preferred Practice for the Design of Medical Devices. Arlington (VA), AAMI

[5] Backhaus C, Friesdorf W (2002) Prozessorientierte Analyse und Bewertung der Gebrauchstauglichkeit von Medizinprodukten. In: Friesdorf W, Göbel M (Hrsg.) Ergonomie in OP und Intensiv. Berlin, TU-Druck

[6] Backhaus C, Friesdorf W (2002) Medizinprodukterecht in der Intensivpflege. In: Neander KD, Meyer G, Friesacher H (Hrsg.) Handbuch der Intensivpflege. Landsberg/Lech, Ecomed

[7] Beske F, Brecht JG, Reinkemeier AM (1993) Das Gesundheitswesen in Deutschland – Struktur – Leistungen – Weiterentwicklungen. Köln, Deutscher Ärzte Verlag
[8] Böcken J, Butzlaff M, Esche A (2000) Zukunftsprobleme im Gesundheitsbereich. In: Böcken J, Butzlaff M, Esche A (Hrsg.) Reformen im Gesundheitswesen. Güttersloh, Verlag Bertelsmann Stiftung
[9] Böckmann RD, Frankenberger H (1994) Durchführungshilfen zum Medizinproduktegesetz. Köln, TÜV-Reinland
[10] Bubb H (1993) Systemergonomische Gestaltung. In: Schmidtke H (Hrsg.) Ergonomie. München, Hanser
[11] Bubb H, Schmidtke H (1993) Systemergonomie. In: Schmidtke H (Hrsg.) Ergonomie. München, Hanser
[12] Bundesanzeiger (1998) Verordnung über das Errichten, Betreiben und Anwenden von Medizinprodukten – Medizinproduktebetreiberverordnung (MPBetreibV). Köln, Bundesanzeiger Verlag
[13] Bundesanzeiger (1997) Verordnung über Medizinprodukte – Medizinprodukteverordnung (MPV). Köln, Bundesanzeiger Verlag
[14] Bundesgesetzblatt: Erstes Gesetz zur Änderung des Medizinproduktegesetzes (1.MPG-ÄndG) vom 6. August 1998. Bundesgesetzblatt, S. 2005ff
[15] Bundesgesetzblatt: Gesetz über Medizinprodukte (Medizinproduktegesetz – MPG) vom 2. August 1994. Bundesgesetzblatt Nr. 52, vom 9. August 1994, S. 1963ff
[16] Bundesgesetzblatt (1988) Gesundheitsreformgesetz (GRG). Bundesgesetzblatt Nr. 10/1988
[17] Bundesgesetzblatt (1997) Verordnung über Medizinprodukte – Medizinprodukte-Verordnung (MPV). Köln, Bundesgesetzblatt Nr. 86
[18] Bundesinnungsverband für Orthopädie- Technik (2000) Medizinproduktegesetz. http//www.ot.forum.de/BIV-OT/biv-MPG.html. Entnommen, 20.11.00
[19] Bundesministerium für Gesundheit (2002) Verordnung zum Fallpauschalensystem für Krankenhäuser (KFPV). http://www.gesundheitspolitik.net/03_krankenhaus/fallpauschalen/kfpv/KPFV-Text-20020919.pdf. Entnommen: 27.10.03
[20] DIN 25424-1 (1981) Fehlerbaumanalyse, Methode und Bildzeichen. Berlin, Beuth
[21] DIN 25448 (1990) Ausfalleffektanalyse. Berlin, Beuth
[22] DIN 33414 (1995) Ergonomische Gestaltung von Warten. Berlin, Beuth
[23] DIN 33419 (1993) Allgemeine Grundlagen der ergonomischen Prüfung von Produktentwürfen und Industrieerzeugnissen. Berlin, Beuth
[24] DIN EN 614-1 (1995) Sicherheit von Maschinen, Ergonomische Gestaltungsgrundsätze- Teil 1, Begriffe und allgemeine Leitsätze. Berlin, Beuth
[25] DIN EN ISO 13407 (1998) Benutzer-orientierte Gestaltung interaktiver Systeme. Berlin, Beuth
[26] DIN V ENV 26 385 (1990) Prinzipien der Ergonomie in der Auslegung von Arbeitssystemen. Berlin, Beuth
[27] Döring B (1982) System Ergonomics as a Basic Approach to Man-Maschine-Systems Design. In: Schmidtke H (Ed.) Ergonomics Data for Equipment Design. New York, Plenum Press
[28] Fiebich M (2003) Kostenexplosion im Gesundheitswesen. mt-Medizintechnik 123:47f
[29] Friesdorf W (1990) Patient-Arzt-Maschine-System. In: Friesdorf W, Schwilk B, Hähnel J (Hrsg.) Ergonomie in der Intensivmedizin. Melsungen, Bibliomed
[30] Friesdorf W, Göbel M, Buss B (2004) Gestaltung hochtechnischer Arbeitsplätze im Gesundheitswesen. In: Zimolong B, Konradt U (Hrsg.) Enzyklopädie des Psychologie, Ingenieurpsychologie. Göttingen, Hogrefe
[31] Göbel M, Backhaus C, Friesdorf W (2002) Ergonomische Aspekte in der Intensivpflege. In: Neander KD, Meyer G, Friesacher H (Hrsg.) Handbuch der Intensivpflege. Landsberg/Lech, Ecomed
[32] Gorschlüter P (1999) Das Krankenhaus der Zukunft. Stuttgart, Kohlhammer
[33] Haindl H (2000) Medizinproduktesgesetz und Betreiberverordnung – Auswirkungen für Ärzte und Krankenhäuser. http://www.lfas.bayern.de/foren/forum-st/mpg-haindl.html. Entnommen: 13.11.00

[34] Hoyos C (1974) Arbeitspsychologie. Stuttgart, Kohlhammer
[35] IEC 60601-1-6 (2006) Medical electrical equipment, Part 1–6, General requirements for basic safety and essential performance, Collateral Standard Usability. Geneva, IEC
[36] IEC 62366 (2007) Medical devices, Application of usability engineering to medical devices. Geneva, IEC
[37] Institut für Technikfolgen-Abschätzung (2002) Evidenzbasierte Bedarfsplanung für Intensivbetten. http://www.oeaw.ac.at/ita/ebene5/d2-2b23.pdf. Entnommen. 17.01.03
[38] Kammerhoff U (1999) Medizinprodukterecht. Melsungen, Bibliomed
[39] Keck W (1998) Anwender- und Anwendungstauglichkeit medizintechnischer Geräte. Berlin, VDE
[40] Kirchner HJ (2002) Was ist Ergonomie. http://www.tu-bs.de/institute/wirtschaftswi/arbeitswi/Was_ist_Ergonomie.html. Entnommen: 11.02.02
[41] Kramme R (2002) Medizintechnik. Berlin, Springer
[42] Menke W (1984) Handbuch Medizintechnik. Landsberg, Ecomed
[43] Schell W (1995) Das deutsche Gesundheitswesen von A-Z. Stuttgart, Georg Thieme
[44] VDI 2242 (1986) Konstruieren ergonomiegerechter Erzeugnisse, Grundlagen und Vorgehen, Blatt 1. Berlin, Beuth

Kapitel 2
Begriffsdefinition Ergonomie und Gebrauchstauglichkeit

2.1 Ergonomie

Ergonomie untersucht als wissenschaftliche Disziplin das Zusammenwirken von Menschen und anderen Elementen eines Arbeitssystems, mit dem Ziel, das menschliche Wohlbefinden und die Leistungsfähigkeit eines Systems zu optimieren [26].

> Ergonomie beschäftigt sich mit der Anpassung von Dingen oder Tätigkeiten an den Menschen und erforscht die Anpassung des Menschen an die ihn umgebenden Dinge oder Tätigkeiten.

Dabei konzentriert sich Ergonomie sowohl auf die Auslegung und Gestaltung von Produkten und Arbeitsabläufen (z. B. Formgebung eines Instrumentengriffes oder Gestaltung der grafischen Benutzeroberfläche eines Medizinproduktes (Softwareergonomie)) als auch auf die Erforschung der Reaktionen des menschlichen Organismus oder der Psyche auf die auf Ihn einwirkenden Einflussgrößen und -faktoren (z. B. Auswirkung von Lärm auf das menschliche Gehör oder psychische Beanspruchung bei unterschiedlichen Arbeitstätigkeiten) [30].

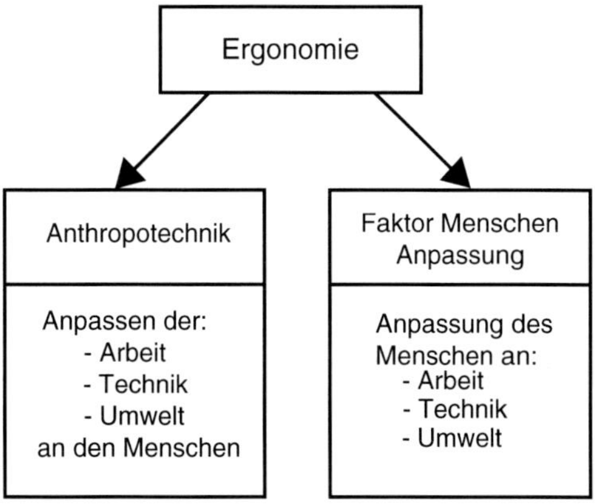

Ergonomie

Anthropotechnik

Anpassen der:
- Arbeit
- Technik
- Umwelt

an den Menschen

Faktor Menschen Anpassung

Anpassung des Menschen an:
- Arbeit
- Technik
- Umwelt

Abb. 2.1 Wichtige Arbeitsbereiche der Ergonomie sind das menschengerechte Gestalten von Produkten und Arbeitsabläufen sowie das Erforschen der Auswirkungen derselben auf den Menschen [30]

C. Backhaus, *Usability-Engineering in der Medizintechnik*,
DOI 10.1007/978-3-642-00511-4_2, © Springer-Verlag Berlin Heidelberg 2010

Die Anpassung von Arbeit und Technik an den Menschen wird als Anthropotechnik (insbesondere Produkt- und Produktionsergonomie) bezeichnet (Abb. 2.1). Die Untersuchung der Auswirkung von Arbeit oder Technik auf den Menschen bezeichnet man als Faktor Mensch Anpassung.

In der Produktgestaltung ermöglicht der Einsatz ergonomischer Methoden und Erkenntnisse, die Handhabung und Bedienung eines Produktes für einen Anwender so zu gestalten, dass sie mit einem Minimum an Belastungen und einem Maximum an Effizienz durchzuführen ist.

Um Produkte optimal an eine Benutzergruppe anzupassen, muss diese hinsichtlich ihrer Fähigkeiten und Fertigkeiten allerdings möglichst genau bekannt sein. Dazu sind neben körperbezogenen Daten (Anthropometrie) auch weiterführende Kenntnisse und Erfahrungen, wie z. B. zur Informationsverarbeitung des Menschen (Kognitionspsychologie), erforderlich.

2.2 Einflussfaktoren zur Gebrauchstauglichkeit

Gebrauchstauglichkeit ist die Eignung eines Produktes, seinen bestimmungsgemäßen Verwendungszweck zu erfüllen. Sie ergibt sich aus dem Zusammenwirken von Mensch und Technik in einem Arbeitssystem.

Die kennzeichnenden Eigenschaften der Gebrauchstauglichkeit unterteilen sich in objektiv feststellbare Größen, welche die technische Leistungsfähigkeit eines Produktes beschreiben und nicht objektiv ermittelbare Größen, deren Beurteilung sich aus individuellen Bedürfnissen der Nutzung ableitet [14, 15, 25] (Abb. 2.2).

Die objektiv feststellbaren Größen beschreiben die technisch-funktionale Eignung eines Produktes der Arbeitsaufgabe zu entsprechen und werden allgemein unter dem Begriff Funktionalität zusammengefasst.

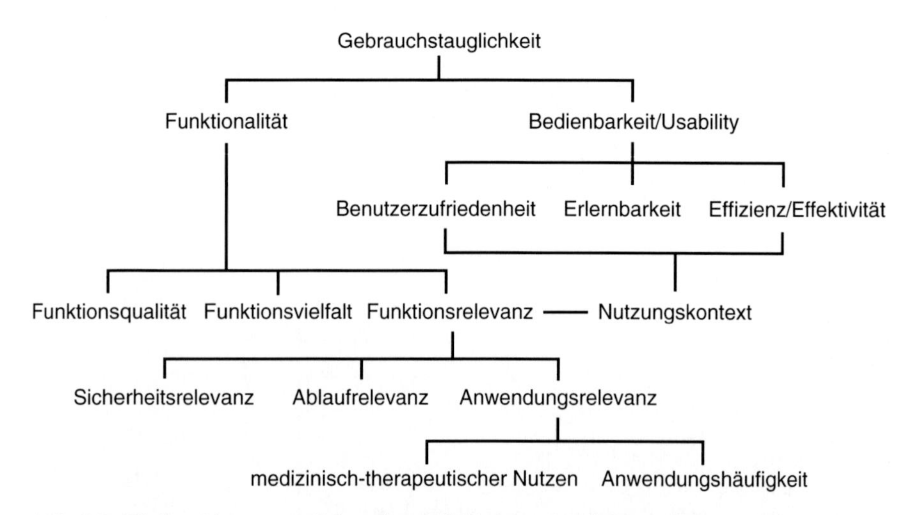

Abb. 2.2 Einflussfaktoren zur Gebrauchstauglichkeit von Medizintechnik

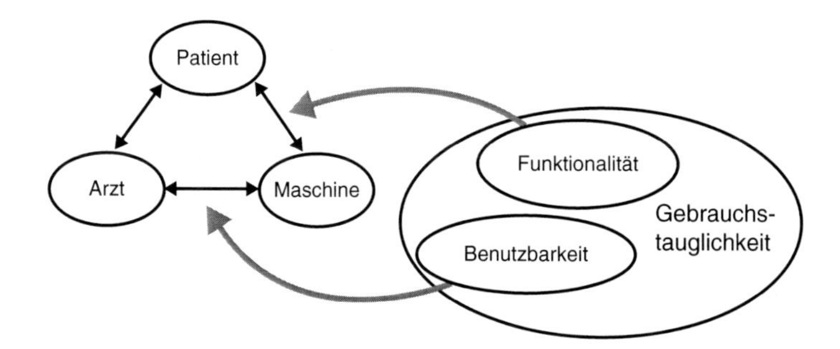

Abb. 2.3 Wirkverknüpfung der Gebrauchstauglichkeit von Medizintechnik im Patient-Arzt-Maschine System

Die nicht objektiv ermittelbaren Größen sind nicht nur vom Produkt, sondern auch vom Anwender und der Art der Anwendung, einschließlich der typischen Umgebungseinflüsse, abhängig.

Sie beschreiben die ergonomische Leistungsfähigkeit eines Gerätes, die als Bedienbarkeit, Benutzbarkeit oder Usability bezeichnet wird [7, 21, 24, 28, 29].

Im Patient-Arzt-Maschine-System (PAMS) lassen sich objektiv und subjektiv feststellbare Einflussgrößen der Gebrauchstauglichkeit gut den Interaktionen zwischen den Systemelementen zuordnen (Abb. 2.3).

Die Interaktion zwischen Arzt und Maschine wird primär durch die Bedienbarkeit eines Gerätes bestimmt. Die Interaktion zwischen Patient und Maschine wird überwiegend durch die Funktionalität des Gerätes ermöglicht, die der Anwender nutzt, um seine Therapieentscheidung umzusetzen [3, 4].

2.3 Funktionalität

Als Funktion bezeichnet man die zielgerichtete Umwandlung eines Stoff-, Energie- oder Informationsflusses [33].

Die Funktionalität eines Produktes bezeichnet die Summe aller durch das Gerät zur Verfügung gestellten Funktionen und bringt dessen technische Leistungsfähigkeit zum Ausdruck. Sie gibt an, inwieweit Art, Umfang und Qualität der Funktionen eines Produktes zum Erreichen des angestrebten Arbeitszieles geeignet sind. Sie stellt die Verbindung zwischen Arbeitsaufgabe und Arbeitsmittel dar. Sie dient der Aufgabenbewältigung durch den Benutzer. Die Funktionalität kann durch folgende Einflussfaktoren beschrieben werden:

- Funktionsqualität
  Diese beschreibt die sicherheitstechnische Verfügbarkeit und die physikalische Genauigkeit der Aufgabenerfüllung (z. B. Messgenauigkeit) und wird durch die Zweckbestimmung des Gerätes definiert. Sie ist Gegenstand unterschiedlicher normativer und gesetzlicher Regelungen [1, 13, 17].

- Funktionsvielfalt
  Diese beschreibt die Zahl der verfügbaren Funktionen eines Gerätes.
- Funktionsrelevanz
  Sie beschreibt die Notwendigkeit der betrachteten Funktion. Es lassen sich drei Kategorien unterscheiden:
  1. Sicherheitstechnische Relevanz einer Funktion, d. h. die Funktion ist für die technische Sicherheit eines Gerätes erforderlich (Überwachung)
  2. Ablaufrelevanz der Funktion, d. h. die Funktion ist im Arbeitsablauf erforderlich, um z. B. den nächsten Arbeitsschritt ausführen zu können (technischer Betrieb)
  3. Anwendungsrelevanz, d. h. die Funktion ist aus Sicht des Anwenders des Gerätes erforderlich oder sinnvoll. Dieser richtet sich nach dem medizinisch-therapeutischen Nutzen einer Funktion bzw. der Anwendungshäufigkeit, z. B. wenn der Anwender durch eine Gerätefunktion sinnvoll bei der Arbeit unterstützt wird (z. B. Automatisieren von monitiven Routinetätigkeiten etc.)

Von besonderem Interesse ist die Relevanz der zur Verfügung gestellten Funktionen. Sie gibt an, ob eine vorhandene Funktion am Medizingerät erforderlich ist. Aus ergonomischer Sicht ist die Anwendungsrelevanz – explizit der medizinisch-therapeutische Nutzen und die Anwendungshäufigkeit – von Interesse, da beide Einflussfaktoren ein Indikator für die Unterstützung des Anwenders beim Bewältigen des Arbeitsablaufes bzw. Arbeitsprozesses sind. Beide Faktoren werden nachfolgend unter dem Begriff Prozessunterstützung zusammengefasst [16, 32].

2.4 Bedienbarkeit – Usability

Die Bedienung eines Medizingerätes besteht aus drei Teilhandlungen. Dem Aufnehmen von Informationen, die dem Anwender vom Gerät zur Verfügung gestellt werden (z. B. Anzeige), der mentalen Verarbeitung im Benutzergedächtnis und der ggf. erforderlichen Umsetzung in eine Aktion, beispielsweise durch das Eingeben von Daten über die Benutzerschnittstelle (z. B. Stellteilbetätigung). Das Aufnehmen und Abgeben von Informationen durch den Benutzer wird als Mensch-Maschine Interaktion oder Mensch-Maschine Dialog bezeichnet (Abb. 2.4).

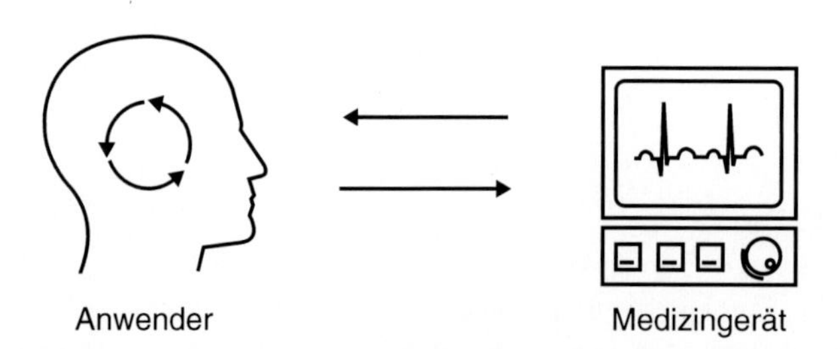

Abb. 2.4 Das Anwenden eines Medizingerätes erfordert das Zusammenwirken vom Aufnehmen, Verarbeiten und Umsetzen von Informationen durch den Benutzer

Die Bedienbarkeit (engl. Usability) beschreibt die Qualität der Bedienung. Sie ist umso besser, je ungehinderter die Informationsaufnahme, -verarbeitung und -umsetzung des Benutzers stattfindet. Sie wird daher für eine gegebene Arbeitsaufgabe von den individuellen Fähigkeiten des Anwenders und der Benutzungsoberfläche des Gerätes bestimmt.

Die Benutzeroberfläche wird vom Konstrukteur oder Designer bei der Entwicklung des Gerätes festgelegt. Über sie stellt sich das Gerät dem Anwender dar und über sie findet der Dialog zwischen Anwender und Gerät statt.

Für eine einheitliche Benutzergruppe ist die Bedienbarkeit ein Maß für den einfachen, schnellen Einsatz eines Gerätes [5, 9, 19, 34].

Die Bedienbarkeit wird durch folgende Faktoren definiert:

- Effektivität und Effizienz
  Hierbei ist entscheidend, in welchem Ausmaß der Anwender die Funktionalität des Systems auszunutzen vermag, um eine vorgegebene Arbeitsaufgabe zu erfüllen (Effektivität) und wie groß der Aufwand[1] für den Einsatz des Gerätes ist (Effizienz) [27, 38, 39]. In medizinischen Arbeitssystemen ist die Effektivität der Anwendung von Medizintechnik eine wesentliche Grundvoraussetzung für das Bewerten der Effizienz. Die Effizienz ist somit ein Maß für die Aufgabenangemessenheit des Geräteeinsatzes

- Selbsterklärungsfähigkeit und Erlernbarkeit
  Die Selbsterklärungsfähigkeit ist ein Maß für die Überschaubarkeit und Transparenz einer Gerätebedienung. Je selbsterklärender ein Produkt ist, desto geringer ist der Aufwand für unerfahrene oder ungeübte Benutzer, die Gerätebedienung zu erlernen [12, 35]. Erlernbarkeit beschreibt den Grad der Einfachheit, mit der die Benutzung eines Gerätes erlernt werden kann. Beide Einflussfaktoren haben eine unmittelbare Auswirkung auf den effektiven und effizienten Einsatz des Gerätes [2, 29].

- Benutzerzufriedenheit
  Die Benutzerzufriedenheit oder Anwenderakzeptanz beschreibt die Akzeptanz des Produktes durch den Anwender und ist ein Maß für den Aufwand, den der Benutzer erbringt, um ein Gerät zu verwenden. Gleichzeitig gibt die Benutzerzufriedenheit Aufschluss darüber, wie gut das Produkt an die Benutzermerkmale und die Benutzeranforderungen (User Requirements) angepasst ist [6, 11, 37].

Für die Gestaltung von Mensch-Maschine Dialogen werden zusätzlich häufig die Gestaltungsprinzipien Aufgabenangemessenheit, Steuerbarkeit, Erwartungskonformität, Fehlertoleranz, Individualisierbarkeit und Lernförderlichkeit empfohlen [18]. Diese finden häufig bei der Gestaltung von Fragebögen zum Erfassen der Benutzerakzeptanz oder in Checklisten zum Überprüfen von Benutzeroberflächen (Usability-Inspection Methods) Anwendung und können als Leitlinien (Heuristiken) zur Beurteilung von Mensch-Maschine Dialogen verstanden werden.

---

[1] Bezogen auf den medizinisch-therapeutischen Nutzen eines Gerätes. So kann z. B. der Einsatz einer sehr umständlich einzusetzenden und anzuwendenden technischen Funktion, mit einem sehr großen therapeutischen Nutzen für den Patienten, durchaus effizient sein.

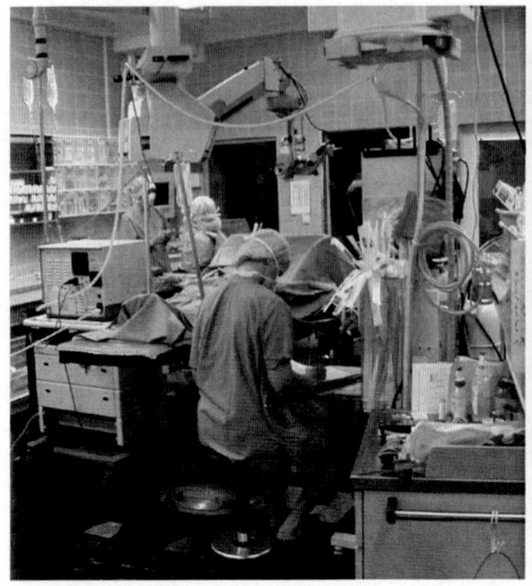

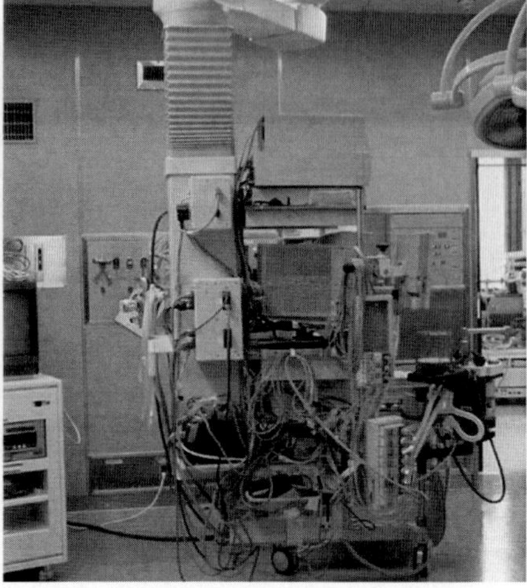

Abb. 2.5 Arbeitsprozess und Arbeitsumgebung haben einen großen Einfluss auf die Bedienbarkeit und Gebrauchstauglichkeit von Medizintechnik und werden bei der Gerätegestaltung häufig nur unzureichend berücksichtigt. Typischer Anästhesiearbeitsplatz (l.) mit unzureichend gestaltetem Kabel- und Zubehörmanagement (r.)

Die beschriebenen Einflussfaktoren der Bedienbarkeit unterliegen ihrerseits starken Einflüssen aus dem Nutzungskontext des Gerätes. Sie lassen sich in Einflussfaktoren aus der Arbeitsumgebung, dem Arbeitsprozess und den individuellen Leistungsvoraussetzungen des Nutzers unterscheiden.

Sie haben einen direkten Einfluss auf den effektiven und effizienten Geräteeinsatz, die Erlernbarkeit und die Benutzerzufriedenheit [8, 10, 20, 36] (Abb. 2.5).

2.5 Wechselwirkung zwischen Funktionalität und Bedienbarkeit

Eine zunehmende Funktionalität eines Produktes birgt die Gefahr einer abnehmenden Bedienbarkeit, da die zusätzlich zur Verfügung gestellten Funktionen zu einer Zunahme oder Verdichtung von Bedienelementen (Anzeigen oder Stellteilen) führt. Dadurch erhöht sich der Aufwand für das Aufnehmen, Verarbeiten und Umsetzen von Informationen für den Benutzer [23, 31]. Die Bedienbarkeit und Funktionalität eines Gerätes müssen daher in einem ausgewogenen Verhältnis zu einander stehen, um eine hohe Gebrauchstauglichkeit eines Medizingerätes zu gewährleisten (Abb. 2.6).

Betrachtet man Medizintechnik in einem Funktionsmodell, so können unterschiedliche Funktionstypen unterschieden werden, die für den Einsatz eines Gerätes erforderlich sind:

- Medizinische Kernfunktionen (z. B. Aufnehmen eines EKG)
- Überwachungsfunktionen (z. B. Alarme)
- Funktionen für den technischen Betrieb (z. B. Kontrasteinstellung des Displays)

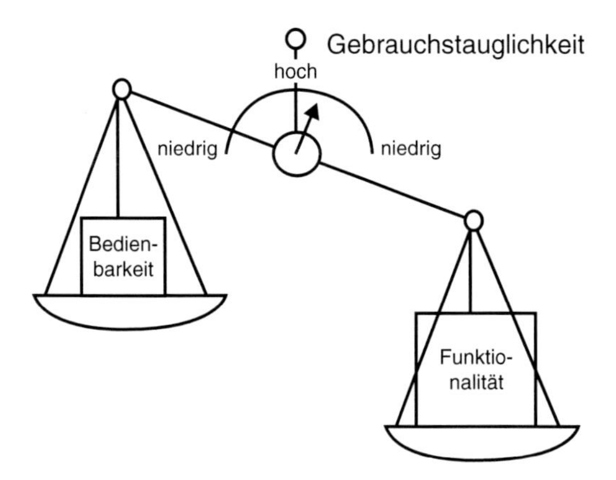

Abb. 2.6 Eine gute Gebrauchstauglichkeit erfordert die Balance zwischen Bedienbarkeit und Funktionalität eines Medizingerätes

Der medizinische Nutzen von Medizintechnik ergibt sich primär aus den medizinischen Kernfunktionen des Gerätes, die zur Behandlung des Patienten zur Verfügung stehen. Für den Einsatz dieser Funktionen resultieren für den Anwender allerdings Interaktionen mit allen drei Funktionsbereichen des Medizingerätes (Abb. 2.7).

Anhand des dargestellten Funktionsmodells ist zu erkennen, dass sich durch eine Zunahme der Kernfunktionen die Zahl der erforderlichen Anwenderinteraktionen vervielfacht.

Ein erfolgreicher Geräteeinsatz scheitert häufig bereits daran, dass ein Benutzer in der Gesamtheit der vorhandenen Gerätefunktionalität einzelne Funktionen nicht erkennt, weil er sie nicht am Gerät vermutet. Untersuchungen belegen, dass ca. 50% der verfügbaren Steuerfunktionen von technischen Geräten nie vom Anwender benötigt werden [40].

Für eine gute Gebrauchstauglichkeit müssen sowohl die Bedienbarkeit, als auch die Funktionalität eines Produktes berücksichtigt werden.

Durch die ergonomische Gestaltung der Benutzungsoberfläche eines Gerätes ist es möglich, die zur Bedienung eines Gerätes erforderlichen Interaktionen an die Fähigkeiten und verfügbaren Ressourcen eines Anwenders anzupassen.

Dadurch verringert sich der Aufwand zur Aufnahme und Verarbeitung der für die Bedienung erforderlichen Daten und Informationen, und es ist möglich, trotz einer zunehmenden Funktionalität eines Gerätes, eine gute Bedienbarkeit eines Produktes zu erzielen.

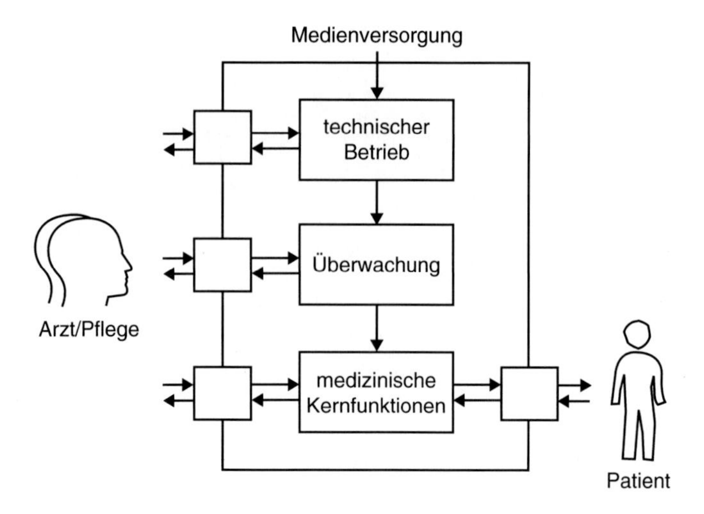

Abb. 2.7 Funktionsmodell von Medizintechnik und dessen Schnittstellen zum Anwender und zum Patienten [22]

Literatur

[1] Amtsblatt der Europäischen Gemeinschaft (1993) Richtlinie 93/42/EWG des Rates vom 14. Juni 1993 über Medizinprodukte. Amtsblatt der Europäischen Gemeinschaften Nr. L 169 S. 1

[2] Association for the Advancement of Medical Instrumentation (1999) Human Factors Design Process for Medical Devices, Part 1 Human Factors Engineering Guidelines and Preferred Practice for the Design of Medical Devices. Arlington (VA), AAMI

[3] Backhaus C, Friesdorf W (2002) Prozessorientierte Analyse und Bewertung der Gebrauchstauglichkeit von Medizinprodukten. In: Friesdorf W, Göbel M (Hrsg.) Ergonomie in OP und Intensiv. Berlin, TU-Druck

[4] Backhaus C, Friesdorf W (2001) Usability-Engineering in der Medizintechnik. In: Friesdorf W, Göbel M (Hrsg.) Effizienz steigern in OP und Intensiv. Berlin, TU-Druck

[5] Baggen R, Hemmerling S (2000) Evaluation von Benutzbarkeit in Mensch-Maschine-Systemen. In: Kolrep H, Timpe KP (Hrsg.) Mensch-Maschine-Systemtechnik. Wiesbaden, Gabler

[6] Bennett JL (1984) Managing to Meet Usability Requirements – Establishing and Meeting Software Development Goals. In: Bennet J, Care D (Eds.) Visual Display Terminals. Englewood Cliffs (NJ), Prentice Hall

[7] Bevan N (1995) Measuring Usability as Quality of Use. Software Quality Journal 4:115–150

[8] Bevan N (2002) Usability is Quality of Use. http://www.usability.serco.com/papers/usabis95.pdf, Entnommen: 19.09.02

[9] Bevan N, Kirakowski J, Maissel J (1991) What is Usability? http://www.usability.serco.com/papers/whatis92.pdf, Entnommen: 14.08.00

[10] Brennan TA, Leape LL, Laird NM (1991) Incidence of Adverse Events and Negligence in Hospitalized Patients – Results of the Harvard Medical Practice Study. New England Journal of Medicine 324:370–376

[11] Brooke J, Bevan N, Brigham F, Harker S, Youmans D (1990) Usability Statements and Standardisation. In: Diaper D (Ed.) Proceedings of the INTERACT'90 conference on Human-Computer Interaction. Amsterdam, Elsevier

[12] Bruckmayr E (1991) Ergonomische Gestaltung und Beurteilung medizinisch-technischer Geräte. mt-medizintechnik 111:86–93
[13] Bundesanzeiger (1998) Verordnung über das Errichten, Betreiben und Anwenden von Medizinprodukten – Medizinproduktebetreiberverordnung (MPBetreibV). Köln, Bundesanzeiger
[14] DIN 66050 (1980) Gebrauchstauglichkeit, Begriff. Berlin, Beuth
[15] DIN 66054 (1982) Warentest, Grundsätze für die technische Durchführung. Berlin, Beuth
[16] DIN 66272 (1994) Informationstechnik, Bewerten von Softwareprodukten. Berlin, Beuth
[17] DIN EN 1441 (1998) Medizinprodukte, Risikoanalyse. Berlin, Beuth
[18] DIN EN ISO 9241-10 (1996) Ergonomische Anforderungen für Bürotätigkeiten mit Bildschirmgeräten, Teil 10 Grundsätze der Dialoggestaltung. Berlin, Beuth
[19] Dumas J, Redish JC (1993) A Practical Guide to Usability-Testing. Norwood (NJ), Ablex Publishing Corporation
[20] Eason KD (1984) Towards the Experimental Study of Usability. Behaviour and Information Technology 3:133–145
[21] Frese M, Brodbeck F (1989) Computer in Büro und Verwaltung. Berlin, Springer
[22] Friesdorf W (1994) Systemergonomische Gestaltung intensivmedizinischer Arbeitsplätze. Ulm, Habilitationsschrift der Medizinischen Fakultät der Universität Ulm
[23] Göbel M, Friesdorf W (2003) Systemergonomie in der Anästhesie. In: Manser T, Wehner (Hrsg.) Komplexes Handeln in der Anästhesie. Lengerich, Pabst
[24] Heinbockel T (1996) Hausgeräte für den Menschen, Benutzerorientierte Gestaltung von Alltagstechnik. In: Zühlke D (Hrsg.) Menschgerechte Bedienung Technischer Geräte. Düsseldorf, VDI
[25] Hüttenrauch R (1980) Gebrauchstauglichkeit. In: Mansig W (Hrsg.) Handbuch der Qualitätssicherung. München, Hanser
[26] International Ergonomics Association Executive Council (2001) The Discipline of Ergonomics. http://www.iea.cc/ergonomics/, Entnommen: 15.07.2001
[27] ISO 9241-11 (1998) Ergonomic requirements for Office Work with Visual Display Terminals, Part 11 Guidance on Usability. Berlin, Beuth
[28] Jordan PW (1998) Human Factors for Pleasure in Product Use. Applied Ergonomics 29:25–33
[29] Kraiss KF (1993) Mensch-Maschine-Dialoge. In: Schmidtke H (Hrsg.) Ergonomie. München, Hanser
[30] Löhr RW (1976) Ergonomie. Würzburg, Vogel
[31] Miller GA (1956) The Magic Number Seven Plus or Minus Two, Some Limits on Our Capacity for Processing Information. Psychological Review 63:81–97
[32] Norman DA (1989) Dinge des Alltags. Frankfurt, Campus
[33] Pahl G, Beitz W (1993) Konstruktionslehre. Berlin, Springer
[34] Ravden S, Johnson G (1989) Evaluating Usability of Human-Computer Interfaces. New York, John Wiley & Sons
[35] Schmidt WD (1998) Gebrauchstauglichkeitsuntersuchungen – Die Methode und ihre Auswirkungen. In: Keck W (Hrsg.): Anwender- und Anwendungstauglichkeit medizintechnischer Geräte. Berlin, VDE
[36] Shackel B (1986) Ergonomics in Design for Usability. In: Harrison MD, Monk AF (Eds.) People and Computers – Designing for Usability. Cambridge, Cambridge University Press
[37] Thayer RH, Thayer MC (1990) Glossary. In: Dorfman M, Thayer RH (Eds.) Standards, Guidelines and Examples on System and Software Requirements Engineering. Los Alamitos (CA), IEEE
[38] Vainio-Larsson A, Orring R (1990) Evaluating the Usability of User Interfaces – Research in Practice. In: Diaper D (Ed.) Proceedings of the INTERACT'90 Conference on Human-Computer Interaction. Amsterdam, Elsevier
[39] Viereck A (1995) Kosten und Nutzen ergonomischer Anwendungssysteme. In: Daldrup U (Hrsg.) Menschengerechte Softwaregestaltung. Stuttgart, Teubner
[40] Zühlke D (1996) Menschgerechte Bedienung technischer Geräte. Düsseldorf, VDI

Kapitel 3
Defizite durch eine unzureichende Gebrauchstauglichkeit

3.1 Patientensicherheit und Risiken

Untersuchungen zu Risiken und Zwischenfällen in der Medizin kommen überwiegend aus dem nordamerikanischen Raum. Eine der aufwendigsten und bedeutendsten Untersuchungen ist die Harvard Medical Practice Study [4], in der Krankenakten von über 30.000 Patienten aus 51 Krankenhäusern des Staates New York analysiert wurden. Die Studie kommt zu dem Ergebnis, dass es im Jahr 1984 in 3,7 von 100 Krankenhausaufnahmen zu behandlungsbedingten Gesundheitsschäden der Patienten kam. 69% dieser Fälle sind auf Fehler im Behandlungsprozess zurückzuführen, also Gesundheitsschäden, die auf ein technisches oder menschliches Versagen während der Behandlung zurückzuführen sind.

Zu ähnlichen Ergebnissen kommt eine retrospektive Untersuchung von 15.000 chirurgischen Patienten aus Utah und Colorado [13]. Hier gehen die Autoren davon aus, dass es in 3% der untersuchten Fälle zu behandlungsbedingten Gesundheitsschäden kam, die zu einem Anteil von 54% auf vermeidbare Fehler während der Behandlung zurückzuführen sind. Wilson et al. [34] schätzen, dass durch Behandlungsfehler jedes Jahr 1,7 Millionen Krankenhausbehandlungstage in australischen Krankenhäusern entstehen (dies entspricht ca. 8% des Gesamtaufkommens). Auf der Grundlage dieser Daten schätzten Kohn und Corrigan [20], dass in den USA jedes Jahr zwischen 44.000 und 98.000 Personen durch Fehler in der Medizin im Krankenhaus ums Leben kommen. Das sind mehr Tote als durch Verkehrsunfälle, AIDS oder Brustkrebs.

Die Zentralstelle der Deutschen Ärzteschaft zur Qualitätssicherung in der Medizin [36] geht aufgrund der Übereinstimmung der ermittelten Trends in unterschiedlichen Studien in England, Amerika und Australien davon aus, dass es sich bei den behandlungsbedingten Gesundheitsstörungen um ein globales Problem handelt und die ermittelten Größenordnungen auch auf das deutsche Gesundheitswesen übertragbar sind.

Der Anteil an Fehlern, der auf ein technisches Versagen der eingesetzten Geräte zurückzuführen ist, ist dabei deutlich in der Minderheit. Hauptursache für Behandlungsfehler beim Einsatz von medizintechnischen Systemen ist menschliches Versagen.

Cooper et al. [9] untersuchte in einer Studie Narkosezwischenfälle, bei denen es zu schweren Gesundheitsschäden des Patienten kam. Er kommt zu dem Ergebnis,

C. Backhaus, *Usability-Engineering in der Medizintechnik*,
DOI 10.1007/978-3-642-00511-4_3, © Springer-Verlag Berlin Heidelberg 2010

dass bei 70% der retrospektiv und bei 64% der aktuell ausgewerteten Zwischenfälle menschliches Versagen als Ursache zumindest mitgewirkt hat.

Das Ergebnis dieser Untersuchung lieferte den Anstoß für viele weitere Arbeiten [8, 10, 11, 18, 28], die alle zu den annähernd gleichen Ergebnissen kommen, dass im Mittel ca. 70% aller Narkosezwischenfälle auf menschliches Versagen zurückführen sind (Tab. 3.1).

Bleyer [1] analysiert in seiner Arbeit Zwischenfälle im Umgang mit Medizintechnik und findet heraus, dass Bedienfehler des Anwenders in 60% der untersuchten Fälle Ursache für einen Zwischenfall waren. Damit ist die fehlerhafte Bedienung technischer Geräte Hauptursache für das Auftreten von Zwischenfällen in der Medizin (Abb. 3.1).

Die Ursache für menschliches Versagen beim Umgang mit technischen Systemen ist nicht alleine dem Benutzer zuzuschreiben. Oftmals wird der Anwender durch eine schlecht gestaltete Benutzerschnittstelle und eine unzureichende Berücksichtigung der realen Arbeitsprozesse beim Auslegen und Gestalten der Technik nicht ausreichend unterstützt. Gaba et al. [12] sprechen in diesem Zusammenhang von latenten Fehlern, die sich z. B. in einem unzureichenden Gerätedesign bzw. einer fehlenden Unterstützung des Anwenders äußern und in deren Prävention sie eine der wirksamsten Maßnahmen zur Vermeidung von Zwischenfällen sehen.

Dies belegt auch eine Analyse von 2200 Zwischenfällen bei der Anwendung eines Home- Care Medizingerätes zum Bestimmen des Blutzuckerwertes von Diabetikern. Als Ursache für die permanenten Fehlmessungen der Geräte wurden Bedienfehler der Anwender ermittelt, die durch das unzureichende Design der Benutzeroberfläche des Produktes verursacht wurden [6].

Tab. 3.1 Übersicht zu Zwischenfällen in der Anästhesie nach Weiniger [33]

Autor	Jahr	Studiendesign	Untersuchte Fälle	Menschliches Versagen
Cooper J.B. et al.	1978	Zwischenfallbericht Retrospektiv	359	82%
Craig & Wilson	1981	Zwischenfallbericht Retrospektiv	81	65%
Cooper J.B. et al.	1984	Zwischenfallbericht Retrospektiv Aktuell	1089 239	70% 64%
Keenan & Boyan	1985	Anästhesiebedingte Herzstillstände	27	75%
Utting J.E.	1987	Gemeldete schwere Zwischenfälle in U.K.	1501	62%
Kumar V. et al.	1988	Freiwillige Qualitätsbewertung	129	81%
Cheney F.W. et al.	1989	ASA-Studie zu abgeschlossenen Schadensfällen	869 untersuchte Klagen	54% zu geringer Pflegestandard
Chopra V. et al.	1992	Freiwillige Qualitätsbewertung	549	75%
Caplan R.A. et al.	1997	ASA-Studie zu Gaszwischenfällen	72	75%

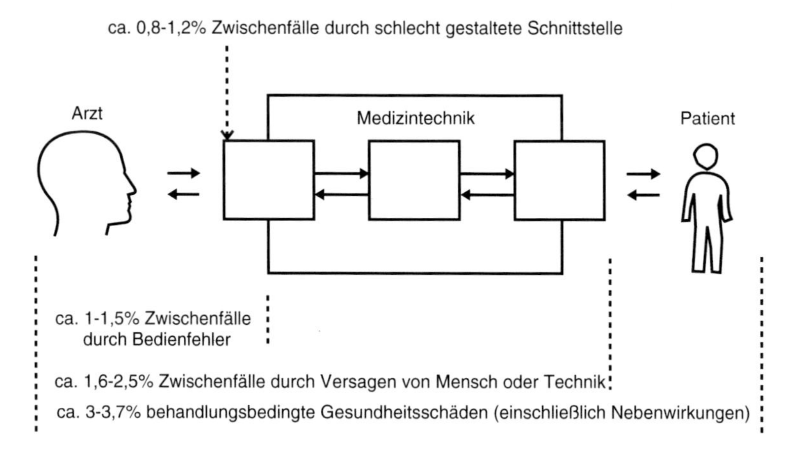

Abb. 3.1 Häufigkeit von Zwischenfällen im Behandlungsprozess aufgrund unterschiedlicher Ursachen. Erläuterung: Bei ca. 0,8–1,2% aller Patientenbehandlungen kommt es aufgrund einer unzureichend gestalteten Benutzerschnittstelle eines Medizinproduktes zu einem Zwischenfall im Behandlungsprozess

Scharmer und Siegel [28] sehen in einer intuitiven Gerätebedienung, der weitreichenden Standardisierung von Arbeitsprozessen und einer verbesserten Anwenderschulung das größte Potential zur Verbesserung der Sicherheit in der Anästhesiologie. Die Notwendigkeit einer anwendergerechten Bedienoberfläche betont auch Schubert [30], der bis zu 80% aller auftretenden Fehler im Betrieb auf Schwachstellen der Benutzeroberfläche der Geräte zurückführt und der Gebrauchstauglichkeit von Medizingeräten damit eine besondere Bedeutung beimisst. Auch Kelch et al. [19] sehen in einer Verbesserung der Gebrauchstauglichkeit beim Umgang mit medizintechnischen Geräten die beste Möglichkeit, die Behandlungsqualität nachhaltig zu steigern.

Zusammenfassend ist festzustellen, dass eine unzureichende Gestaltung der Benutzerschnittstelle von Medizintechnik ein großes Risiko für die Patientensicherheit darstellt. Kombiniert man die Ergebnisse der Einzelstudien mit dem Ziel, zu einer Abschätzung[1] der Häufigkeitsverteilung zu Ursachen von Fehlern in der klinischen Patientenversorgung zu erlangen, so ergibt sich ein Anteil von ca. 50%[2] bei dem eine vermeidbare behandlungsindizierte Gesundheitsstörung des Patienten durch eine schlecht gestaltete Benutzeroberfläche eines Medizingerätes oder eine unzureichende Systemintegration zumindest mit verursacht wurde.

Die Gebrauchstauglichkeit von Medizintechnik ist damit eine der wichtigsten Einflussgrößen für die Prävention von Fehlern in der Patientenbehandlung.

---

[1] Das Vorgehen dient einem qualitativen Abschätzen der Auftretenswahrscheinlichkeit von Fehlern. Die berücksichtigten Studien sind hinsichtlich des Studiendesigns und der untersuchten Stichprobe quantitativ nicht vergleichbar.

[2] Ausgangsbasis: 3–3,7% behandlungsinduzierter Gesundheitsschäden, von denen 54–69% vermeidbar sind [4, 13, 32]. Davon 60% durch Bedienfehler [1], die zu ca. 80% auf eine unzureichende Gerätegestaltung zurückzuführen sind [30].

Das Verbessern der Gebrauchstauglichkeit medizintechnischer Geräte wirkt sich unmittelbar auf die Behandlungsqualität und die Patientensicherheit aus.

3.2 Kosten im Gesundheitswesen

Kosten für den Einsatz von Medizintechnik unterteilen sich in Anschaffungs- bzw. Bereitstellungskosten, Betriebskosten sowie Kosten, die für die Außerbetriebnahme (Entsorgung) eines Produktes entstehen. Die Gebrauchstauglichkeit hat direkte Auswirkungen auf die Betriebskosten eines Gerätes.

Gebrauchstaugliche Medizintechnik erfordert einen geringeren Bedienaufwand und verfügt über eine besser an die Arbeitsaufgabe angepasste Gerätefunktionalität. Daraus resultiert ein geringerer Schulungsbedarf für die Anwender, eine erhöhte Anwendungssicherheit und durch die reduzierte Zahl von Fehlbedienungen eine größere Verfügbarkeit der Geräte. Die Anwendung gebrauchstauglich gestalteter Medizintechnik führt zu effizienteren Arbeitsabläufen in der Patientenbehandlung.

Ergänzend können die Arbeitsabläufe für Aufbereitungs- und Serviceaktivitäten verbessert werden, wodurch sich die Betriebskosten für gebrauchstaugliche Medizintechnik zusätzlich reduzieren (Abb. 3.2).

Als indirekte Wirkung kommen eine reduzierte Belastung und die erhöhte Motivation der Benutzer bei der Anwendung dieser Geräte hinzu, die ebenfalls als großer ökonomischer Nutzen im klinischen Arbeitssystem zu werten sind.

Das Quantifizieren der Auswirkungen der Gebrauchstauglichkeit eines Medizingerätes auf dessen Betriebskosten fällt schwer, da sich diese nur bedingt auf objektiv zu erfassende Größen zurückführen lassen. Auswirkungen der indirekten Einflussfaktoren wie Motivation, Zufriedenheit oder Beanspruchung der Anwender sind bestenfalls qualitativ zu erfassen. Untersuchungen zum Erfassen des Einflusses der Gebrauchstauglichkeit auf die erzielte Qualität und Effizienz der Patientenbehandlung existieren bislang nicht ausreichend. Insbesondere fehlt es an geeigneten Methoden zum Abschätzen dieser Auswirkungen auf die Effizienz von Arbeitsabläufen. In Kosten-Nutzen Betrachtungen oder Nutzwertanalysen werden diese Einflussfaktoren gegenüber leicht zu quantifizierenden Größen (Anschaffungskosten, Energiebedarf, Verbrauchsmaterial für den Einsatz etc.) daher in der Regel vernachlässigt.

Für den Bereich der Intensivmedizin ermitteln die Autoren einer Schweizer Studie Behandlungsmehrkosten von 800 Euro pro Intensivpatient pro Jahr, die durch menschliche Fehler verursacht werden [3].

Überträgt man diese Kosten auf das vergleichbare Gesundheitssystem in Deutschland, so ergeben sich bei 16,5 Millionen stationär behandelten Krankenhauspatienten im Jahr 2000 [31] und einem Anteil von ca. 5% Intensivpatienten[3] [5]

---

[3] Der Anteil an Intensivbetten beträgt 3,5% [5] zur Gesamtbettenzahl bei nahezu gleicher Patientenauslastung. Unter Berücksichtigung der durchschnittlich geringeren Liegezeiten auf Intensivstationen [37] ergibt sich ein Schätzwert von ca. 5% für den Anteil von Intensivpatienten zum Gesamtaufkommen.

Mehraufwendungen von ca. 660 Millionen Euro pro Jahr durch menschliche Fehler. Nimmt man an, dass bei einem Anteil von ca. 60% eine schlechte Gebrauchstauglichkeit der Medizintechnik zumindest mitgewirkt hat, ergeben sich jährlich Kosten in Höhe von 396 Millionen Euro. Dies entspricht ca. 3,7% der jährlichen Gesamtaufwendungen[4] für den Bereich der Intensivmedizin.

Berücksichtigt man zusätzlich entstehende Kosten für den erhöhten Schulungsaufwand bei Medizingeräten mit einer schlechten Gebrauchstauglichkeit, so ergeben sich bei nur einer zusätzlichen Schulungsstunde pro Anwender und einem zugrunde gelegten Kostenaufwand von lediglich 100 Euro pro Schulungsstunde jährlich zusätzliche Kosten von 4,9 Millionen Euro allein für die Unterweisung der Intensivpflegekräfte in deutschen Krankenhäusern.

Die Wissenschaftliche Gesellschaft für Krankenhaustechnik [35] geht davon aus, dass 70% aller Serviceleistungen im Bereich der Medizintechnik auf Fehlbedienungen der Anwender zurückzuführen sind. Dadurch entstehen gerade in hochtechnisierten Bereichen wie z. B. der Anästhesie und Intensivmedizin Kosten für das Überprüfen und ggf. Aufbereiten der – zu unrecht – beanstandeten Geräte. Um trotz der zeitintensiven Serviceaktivitäten, in denen das Gerät dem Anwender nicht zur Verfügung steht, eine ausreichende Verfügbarkeit zu erreichen sind vielfach Geräteredundanzen erforderlich, die zu zusätzlichen Kosten führen.

Parallel zu den direkten Kosten im öffentlichen Gesundheitswesen kann eine schlechte Gebrauchstauglichkeit von Medizintechnik auch Kosten bei den Herstellern dieser Geräte verursachen. So ermittelt eine in den USA durchgeführte Studie, dass in den Jahren 1985–1989 zwischen 45% und 50% aller Rückrufaktionen auf eine schlechte Gerätegestaltung zurückzuführen waren [6]. Aus einer verbesserten Gebrauchstauglichkeit lässt sich somit ein unmittelbarer monetärer Nutzen auch für den Hersteller ableiten. Dies belegen Kosten-Nutzen-Analysen für eine benutzerzentrierte Produktentwicklung, die sich überwiegend für den Bereich der Software-

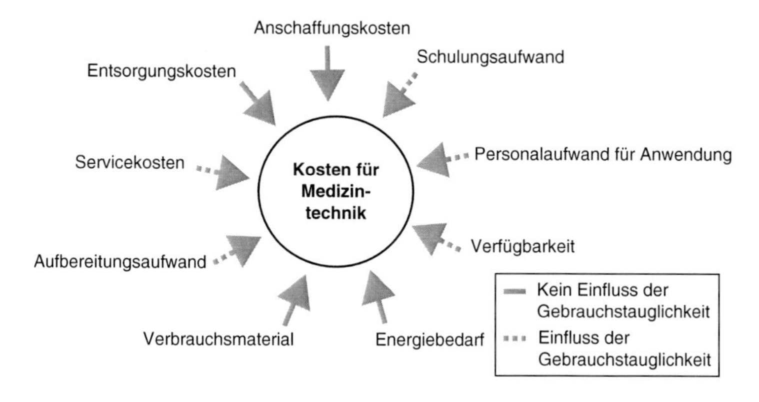

Abb. 3.2 Kostenfaktoren für den Einsatz von Medizintechnik

[4] Gesamtaufwendungen für Krankenhäuser in Deutschland im Jahr 2000: 53 Milliarden Euro [31] und Anteil der Kosten für Intensivmedizin ca. 20% [27] ergeben jährliche Gesamtaufwendungen von 10,6 Milliarden Euro für die Intensivmedizin.

entwicklung finden und Kosten-Nutzen-Verhältnisse von 1:2 für kleine Projekte und von über 1:200 für große Projekte ausweisen [15, 17, 22, 23].

Wichtig ist, dass potentielle Schwachstellen in der Gestaltung der Benutzeroberfläche des Gerätes möglichst frühzeitig erkannt werden. Die Kosten für das Beseitigen von Bedienschwachstellen können so um 60–90% reduziert werden [2, 21]. Pressman [26] definiert die Kosten für die Änderung eines Produktes in dessen Definitionsphase auf 1 (abstrakte) Einheit. Während der Entwicklungsphase eines Gerätes wachsen die entstehenden Kosten für eine Produktänderung bereits auf 1,5 bis 6 Einheiten an. Wird ein Produkt erst in dessen Produktionsphase verändert, betragen die entstehenden Kosten 60–100 Einheiten.

3.3 Kundenakzeptanz und Marketing

Für ein Produkt kann durch eine schlechte Gebrauchstauglichkeit neben den anfallenden Kosten für Service- und Garantieleistungen ein erheblicher Imageverlust auftreten, wodurch auch die Reputation des Herstellers sinkt. Es kann davon ausgegangen werden, dass unzufriedene Benutzer das Vertrauen in das Produkt und den Hersteller verlieren und zukünftig ein Angebot eines Mitbewerbers bevorzugen.

Es besteht zudem die Gefahr, dass der Anwender die Funktionalität des Produktes, bedingt durch eine schlechte Bedienbarkeit, nicht vollständig oder nur unzureichend nutzt. So ermitteln Haupt et al. [14] in einer Studie zu E-Commerce Produkten, dass 43% aller Benutzer eine klar vorgegebene Bestellung nicht ausführen konnten. Besonders problematisch ist, dass dies den meisten Probanden gar nicht bewusst war. Während des Versuchs waren sie davon ausgegangen, dass sie die gewünschte Aufgabe erfolgreich bewältigt haben.

Nielsen [24] bestätigt dieses Ergebnis und ermittelt in einer Studie zum Kauf von Produkten aus dem Internet, dass 62% der Käufer vor dem Abschluss einer Bestellung die Aufgabe abbrachen.

Zahlreiche Studien belegen den verminderten Schulungs- und Trainingsaufwand gebrauchstauglicher Produkte als einen wichtigen Vorteil. Durch eine gute Selbsterklärungsfähigkeit erhöht sich die Akzeptanz des Anwenders gegenüber der eingesetzten Technik [7, 25, 29].

Jordan [16] beschreibt die Anwenderakzeptanz als die Zufriedenheit des Benutzers beim Umgang mit der Technik und sieht in ihr einen der wesentlichen Faktoren für den effizienten und effektiven Einsatz von Geräten. Sie hängt unmittelbar von der Bedienbarkeit des Produktes ab und ist ein wichtiger Einflussfaktor für die Motivation des Benutzers, sich beim Umgang mit Technik mit neuen Problemen zu beschäftigen. 70% der Kunden wollen direkt mit einem technischen Produkt arbeiten, ohne sich lange mit dem Gerät oder der Bedienungsanleitung auseinander zu setzen.

Leicht zu bedienende Produkte werden von einem Kunden definitiv bevorzugt.

Literatur

[1] Bleyer S (1992) Medizinisch-technische Zwischenfälle in Krankenhäusern und ihre Verhinderung. In: Anna O, Hartung C (Hrsg.) Mitteilungen des Instituts für Biomedizinische Technik und Krankenhaustechnik. Hannover, Medizinischen Hochschule

[2] Bosert JL (1991) Quality Functional Deployment – A Practitioner´s Approach. New York, Quality Press

[3] Bracco D, Favre JB, Bissonette B, Wasserfallen JB, Revelly JP, Ravussin P, Chioléro R (2001) Human Errors in a Multidisciplinary Intensive Care Unit – A 1-Year Prospective Study. Intensive Care Medicine 27:137–145

[4] Brennan TA, Leape LL, Laird NM (1991) Incidence of Adverse Events and Negligence in Hospitalized Patients – Results of the Harvard Medical Practice Study. New England Journal of Medicine 324:370–376

[5] Bundesministerium für Gesundheit (1999) Daten des Gesundheitswesens. Baden-Baden, Nomos

[6] Burlington B (1996) Human Factors and the FDA´s Goals – Improved Medical Device Design. In: AAMI/FDA (Ed.) Human Factors in Medical Devices – Design, Regulation, and Patient Safety. Arlington (VA), Association for the Advancement of Medical Instrumentation

[7] Chapanis A (1991) The Business Case for Human Factors in Informatics. In: Shackel B, Richardson W (Eds.) Human Factors for Informatics Usability. Cambridge, University Press

[8] Chopra V, Bovill JG, Spierdiyk J, Koorneef F (1992) Reported Significant Observations During Anaesthesia – A Prospektiv Analysis Over An 18-Month Period. British Journal of Anaesthesia 68:13–17

[9] Cooper JB, Newbower RS, Kitz RJ (1984) An Analysis of Major Errors and Equipment Failures in Anesthesia Management. Anesthesiology 60:34–42

[10] Cooper JB, Newbower RS, Long CD, McPeek B (1978) Preventable Anaesthesia Mishaps – A Study of Human Factors. Anesthesiology 49:399–406

[11] Craig J, Wilson M (1981) A Survey of Anaesthetic Misadventures. Anaesthesia 36:933–936

[12] Gaba DM, Fish KJ, Howard SK (1998) Zwischenfälle in der Anästhesie – Prävention und Management. Jena, Gustav-Fischer

[13] Gawande AA, Thomas EJ, Zinner MJ, Brennan TA (1999) The Incidence and Nature of Surgical Adverse Events in Colorado and Utah in 1992. Surgery 126:66–75

[14] Haupt U, Schulze MO, Ansorge P, Frick G (1999) Benutzbarkeit von E-Commerce-Angeboten. Internetshopping Report 98/99, S. 170–176

[15] Hutchinson (1996) The Costs and Benefit of Human Factors Design – A Manufacturers Perspektive. In: AAMI/FDA (Ed.) Human Factors in Medical Devices – Design, Regulation, and Patient Safety. Arlington (VA), Association for the Advancement of Medical Instrumentation

[16] Jordan PW (1998) Human Factors for Pleasure in Product Use. Applied Ergonomics 29:25–33

[17] Karat CM (1990) Cost-Benefit-Analysis of Usability Engineering Techniques. Proceedings of the Human Factors Society 34th Annual Meeting 1990 in Florida, pp. 839–843

[18] Keenan RL, Boyan P (1985) Cardiac Arrest Due to Anesthesia. JAMA 253:2373–2377

[19] Kelch J, Rechlin M, Hölscher U (2001) Kosteneffizienz und Ergonomie in der Intensivmedizin. http://www.draeger.com/MT/internet/pdf/CareAreas/CriticalCare/cc_kosteneffizienz_book_de_9097401.pdf. Entnommen: 20.06.2001

[20] Kohn L, Corrigan J (1999) Building a Saver Health System. Washington, National Academy Press

[21] La Plante A (1992) Put to the Test. Computerworld 27:75f

[22] Mantei MM, Teorey TJ (1988) Cost-Benefit Analyses for Incorporating Human Factors in the Software Lifecycle. New York, Communications of the ACM 31:428–439

[23] Mayhew DJ, Mantei M (1994) A Basic Framework for Cost-Justifying Usability Engineering. In: Bias RG, Mayhew DJ (Eds.) Cost Justifying. Cambridge (MA), Academic Press
[24] Nielsen J (2002) Failure of Corporate Websites. http://www.useit.com/alertbox/981018.html. Entnommen: 06.03.02
[25] Poppel HL (1982) Who Needs the Office of the Future. Harvard Business Review, pp. 146–155
[26] Pressman RS (1992) Software Engineering – A Practitioners Approach. New York, McGraw Hill
[27] Prien T, Groll O, Geldner G, Martin J, Weiler T, Bach A (2003) Ist-Kosten Intensivmedizin deutscher Anästhesieabteilungen Bezugsjahr 1999. http://www.ak-anoeko.die-narkose.de/netscape/datan/nsiki_paper_kurz.pdf. Entnommen: 16.01.03
[28] Scharmer EG, Siegel E (1997) Fehlermöglichkeiten im Umgang mit Narkosegeräten und deren Vermeidung. Der Anästhesist 10:880–888
[29] Schneider MF (1985) Why ergonomics can not longer be ignored. Office Administration and Automation 46:26–29
[30] Schubert M (1993) FMEA – Fehlermöglichkeits- und Einflussanalyse. Frankfurt, Deutsche Gesellschaft für Qualität e.V.
[31] Statistisches Bundesamt Deutschland (2002) Gesundheitswesen, Einrichtungen des Gesundheitswesens. http://www.destatis.de/basis/d/gesu/gesutab1.html; Entnommen. 15.01.03
[32] Weingart SN, Wilson RM, Gibbert RM, Harrison B (2000) Epidemiology of Medical Errors. British Medical Journal 320:774–777
[33] Weiniger MB (1999) Anesthesia Equipment and Human Error. Journal of Clinical Monitoring 15:319–323
[34] Wilson RM, Runciman WB, Gibberd RW (1995) The Quality in Australian Health Care Study. The Medical Journal of Australia 163:541–558
[35] Wissenschaftliche Gesellschaft für Krankenhaustechnik gem. e.V. (1993) Empfehlungen zur Bedienbarkeit von Medizinprodukten. Hemmingen, WGKT
[36] Zentralstelle der Deutschen Ärzteschaft zur Qualitätssicherung in der Medizin (2002) Fehler in der Medizin. http://www.aezq.de/behandlungsfehler2.html. Entnommen: 6.03.02
[37] Zentrum für Technologiefolgenabschätzung (2002) Evidenzbasierte Bedarfsplanung für Intensivbetten ein Assessment, Teil 1 Stand des Wissens. http://www.oeaw.ac.at/ita/ebene5/d2-2b23.pdf. Entnommen. 17.01.03

Kapitel 4
Gebrauchstauglichkeit von Medizintechnik

4.1 Gebrauchstauglichkeit in medizinischen Arbeitssystemen – eine systemorientierte Betrachtung

Die nachfolgende Analyse basiert auf dem bereits erläuterten medizinischen Arbeitssystem. Erweitert man in einer Abstraktion schrittweise die Systemgrenzen des vorgestellten Patient-Arzt-Maschine-System Modells, so führt dies zu einer immensen Zunahme der möglichen Interaktionen zwischen Anwender und Gerät. (Tab. 4.1)

Bereits bei einer vereinfachten Darstellung mit 2 Patienten, 2 Ärzten bzw. Pflegekräften und nur 2 Geräten pro Patient, wird die steigende Komplexität und Vernetzung der einzelnen Systemelemente in medizinischen Arbeitssystemen deutlich [13] (Abb. 4.1).

Ein alleiniges Optimieren der Interaktionen zwischen Anwender (Arzt bzw. Pflegekraft), Arbeitsmittel (Maschine) und Arbeitsgegenstand (Patient) unter Vernachlässigung der Wechselwirkungen des Arbeitssystems wird den Anforderungen an eine Systemintegration von Medizintechnik nur unzureichend gerecht.

Tab. 4.1 Hierarchische Strukturierung medizinischer Arbeitssysteme

Arbeitssystem	Beschreibung	Beispiel
1. Ordnung	Systemgrenzen gekennzeichnet durch internationale Arbeitsteilung und Zusammenarbeit	WHO
2. Ordnung	Zusammenwirken verschiedener Unternehmen und Branchen innerhalb einer Volkswirtschaft	Öffentliches Gesundheitswesen
3. Ordnung	Abgestimmte Arbeitsprozesse innerhalb eines Unternehmens, regional verteilt	Krankenkasse
4. Ordnung	Abgestimmter Arbeitsprozess innerhalb eines Werkes oder Betriebes	Krankenhaus
5. Ordnung	Arbeitsprozess in einzelnen Abteilungen oder Fertigungsstätten	Intensivstation(en)
6. Ordnung	Arbeitsprozess innerhalb einzelner Fertigungs- oder Montagegruppen	Kardiologische Intensivstation
7. Ordnung	Arbeitsplatz als kleinste Systemeinheit, mehrere Arbeitsplätze bilden z.B. eine Montagegruppe	Patientenbett
8. Ordnung	Abgegrenzter Wirkbereich an einem Arbeitsplatz	Beatmung,Infusion etc.

C. Backhaus, *Usability-Engineering in der Medizintechnik*,
DOI 10.1007/978-3-642-00511-4_4, © Springer-Verlag Berlin Heidelberg 2010

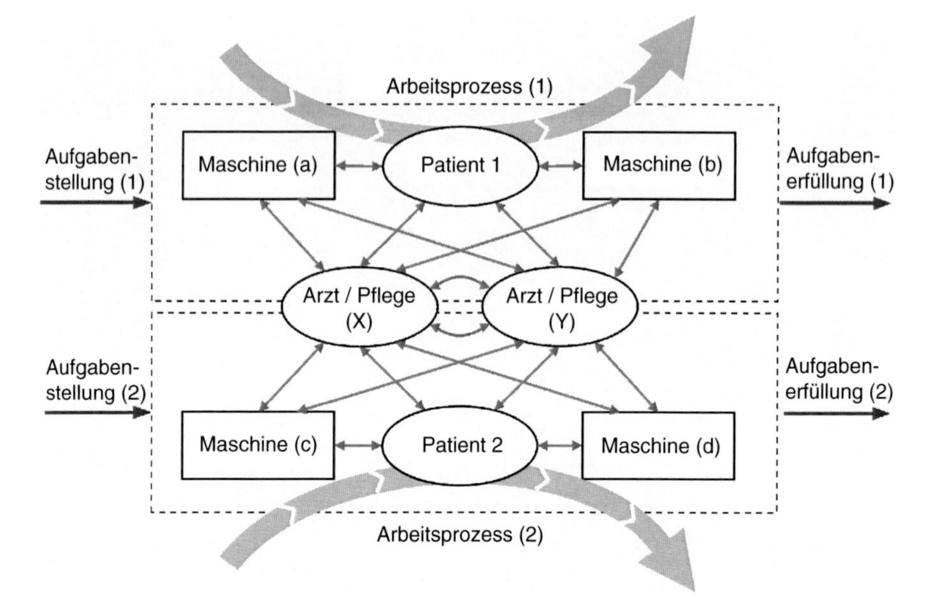

Abb. 4.1 Patient-Arzt-Maschine System in einem klinischen Arbeitssystem 6. Ordnung (vereinfachte Darstellung, mit 2 Patienten und je 2 Geräten sowie 2 Ärzten/Pflegern) [13]

Bei industriellen Arbeits- und Produktionsprozessen ist der Weg des Arbeitsgegenstandes von der Aufgabenstellung bis zur Aufgabenerfüllung fest vorgegeben und eindeutig zu beschreiben. Im Gegensatz hierzu ist eine Standardisierung medizinischer Arbeitsabläufe lediglich in Arbeitssystemen geringer Ordnungsstufe (hoher Abstraktionsgrad) möglich. Mit steigender Ordnungsstufe (zunehmende Detaillierung) nimmt der Einfluss des Arbeitsgegenstands *Patient* auf die Arbeitsaufgabe *Behandlung* zu. Die Abhängigkeit der Behandlung vom physiologischen Zustand des Patienten führt zu einer hohen Individualität der erforderlichen medizinischen Interventionen. Dies erfordert eine möglichst flexible Gestaltung medizinischer Arbeitsplätze. Zusätzlich wird der Arbeitsprozess durch besondere ethische Aspekte (z. B. die Fürsorgepflicht des Personals für den Patienten) beeinflusst. Mit steigender Ordnungsstufe des medizinischen Arbeitssystems muss sich die Gebrauchstauglichkeit von Medizintechnik an den erforderlichen Arbeitsabläufen, explizit am Behandlungsprozess des Patienten orientieren.

Überträgt man die eingeführte Strukturierung und hierarchische Gliederung auf den Behandlungsprozess, so kann dieser vereinfacht als das Zusammenwirken von unterschiedlichen operativen, strategischen und normativen Handlungszyklen dargestellt werden (Abb. 4.2).

Untersucht man die dargestellten Handlungszyklen hinsichtlich der Einflussfaktoren *Arbeitsperson*, *Arbeitsart*, *Arbeitsinhalt*, typische *Zykluslaufzeit*, *Zahl der eingesetzten medizintechnischen Geräte* sowie der *Wechselwirkung zwischen Arbeitsprozess und Patientenzustand*, lassen sich in Abhängigkeit der betrachteten Abstraktions- bzw. Ordnungsstufe unterschiedliche Ausprägungen der Faktoren ermitteln.

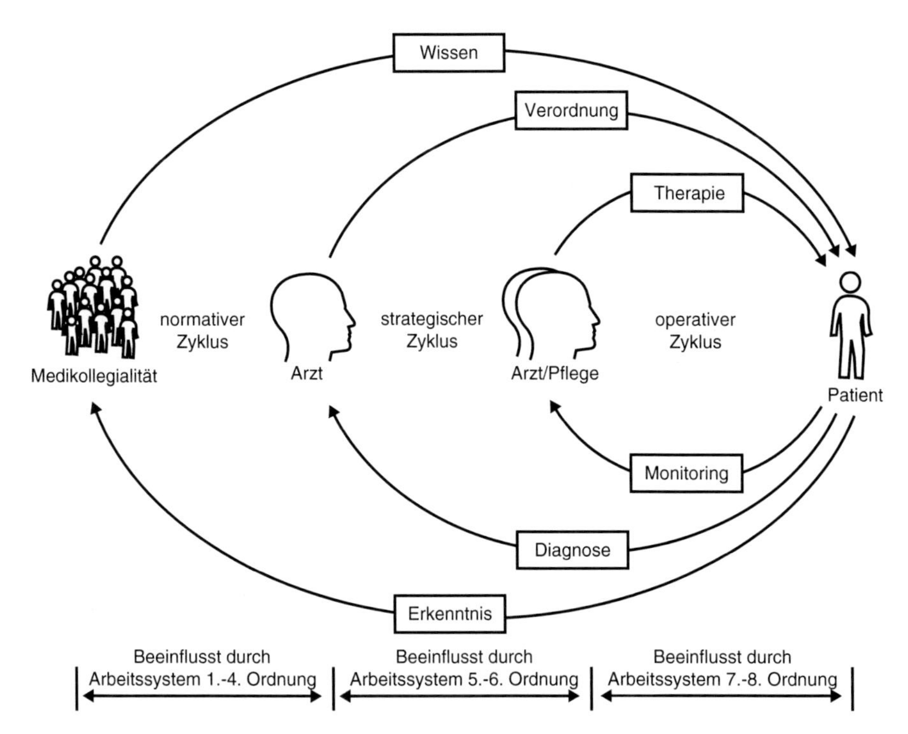

Abb. 4.2 Vereinfachtes Systemmodell des medizinischen Behandlungsprozesses eines Patienten

Bei einer geforderten konstant guten Gebrauchstauglichkeit von Medizintechnik im Behandlungsprozess, lassen sich unterschiedliche Anforderungen an die Bedienbarkeit und Funktionalität ableiten (Tab. 4.2).

Der operative Handlungszyklus ist gekennzeichnet durch eine starke Wechselwirkung zwischen Patientenzustand und Behandlung. Daraus resultieren kurze Zykluslaufzeiten und ein vergleichsweise hoher Technikeinsatz. Insbesondere in zeitkritischen Situationen führt dies zu einer großen Interaktionsdichte zwischen Anwender und Medizintechnik. Daraus ist die Forderung nach einer möglichst effizienten und sicheren Bedienung abzuleiten.

Der strategische und der normative Handlungszyklus verfügen im Vergleich zum operativen Handlungszyklus über einen geringen Technikeinsatz, einen geringeren Einfluss des Patientenzustandes auf die Arbeitsabläufe und längere Zykluslaufzeiten.

Kennzeichnend ist die überwiegend kombinative bzw. kreative Arbeitsweise, aus der ein zusätzlicher Informationsbedarf zum Unterstützen der Entscheidungsfindung oder Wissensgenerierung des Anwenders abzuleiten ist. Dieser kann durch eine zunehmende funktionale Unterstützung der Arbeitsabläufe realisiert werden. Der Bedienbarkeit von Medizintechnik kommt im strategischen und im normativen Handlungszyklus eine eher untergeordnete Bedeutung zu.

Tab. 4.2 Ausprägung unterschiedlicher Einflussfaktoren des operativen, strategischen und normativen Handlungszyklus des Behandlungsprozesses und daraus abgeleitete Anforderungen an die Gebrauchstauglichkeit

	Handlungszyklus		
	Normativ	Strategisch	Operativ
Arbeitsperson	Fachgesellschaften	Arzt	Arzt / Pflege
Arbeitsart	kreativ	kombinativ	reaktiv
Arbeitsinhalt	Information erzeugen	Informationen verknüpfen	Informationen aufnehmen und reagieren
Wechselwirkung Patient-Prozess	niedrig	mittel-hoch	hoch
Zykluslaufzeit	lang	mittel-kurz	kurz
Technikeinsatz	niedrig	niedrig	hoch
Bedienbarkeit	niedrig	mittel	hoch
Funktionalität	hoch	hoch-mittel	mittel-niedrig
	Anforderungen an die Gebrauchstauglichkeit		

Aus den beschriebenen, gegenläufigen Anforderungen an die Gebrauchstauglichkeit von Medizintechnik des operativen, strategischen und normativen Handlungszyklus kann ein Zielkonflikt bei der Gestaltung von Medizingeräten entstehen. Zum Vermeiden dieses Konfliktes ist es beispielsweise möglich, benutzerspezifische Bedienoberflächen oder funktional geordnete Bedienkonzepte zur kontextsensitiven Informationsdarstellung zu entwickeln.

Für die Analyse und Bewertung der Gebrauchstauglichkeit von Medizintechnik ergeben sich aus der systemorientierten Betrachtung folgende wichtige Einflussfaktoren:

- Der Behandlungsprozess des Patienten einschließlich der vorliegenden Umgebungsbedingungen
- Die funktionale Unterstützung der Behandlung durch das eingesetzte Medizingerät (Prozessunterstützung) als Maß für die Funktionalität von Medizintechnik unter besonderer Berücksichtigung der Arbeitsabläufe in medizinischen Arbeitssystemen niedriger Ordnungsstufe (strategischer und normativer Handlungszyklus)
- Die Bedienbarkeit der eingesetzten Technik unter besonderer Berücksichtigung der Arbeitsabläufe in medizinischen Arbeitssystemen höherer Ordnungsstufe (operativer Handlungszyklus)

4.2 Ursachen unzureichender Gebrauchstauglichkeit

Defizite der Gebrauchstauglichkeit von Medizingeräten ergeben sich aus einer schlechten funktionalen Unterstützung der medizinischen Arbeitsprozesse und einer schlechten Bedienbarkeit. Während letztere häufig auf eine unzureichende

Gestaltung der Bedienoberfläche des Gerätes zurückzuführen ist, ergeben sich für eine unzureichende Unterstützung des Arbeitsprozesses mehrere mögliche Ursachen:

1. Fehlende oder schlechte Prozessorientierung

   Die Auslegung und Gestaltung des Gerätes wird den Anforderungen des Arbeitsprozesses nur unzureichend gerecht
2. Fehlender medizinischer Nutzen bzw. fehlende Funktionssicherheit der eingesetzten Technik

   Die zur Verfügung gestellten Funktionen genügen qualitativ und funktional nicht den Anforderungen des Behandlungsprozesses
3. Fehlende Prozessstruktur in der Behandlung

   Die Individualität des Arbeitsprozesses ist so ausgeprägt, dass auch auf einem hohen Abstraktionsniveau keine allgemeingültige Prozessstruktur erkennbar wird

Die letztere Ursache ist auf eine vom Anwender gewählte Vorgehensweise in der Behandlung zurückzuführen. In diesem Fall handelt es sich im engeren Sinn des Wortes nicht um einen Arbeitsprozess, sondern um eine Prozedur in Form einer individuell abgestimmten Vorgehensweise. Die zweite Ursache ist auf eine ungenügende Qualität in der konstruktiven Auslegung oder eine fehlerhafte klinische Validierung der Medizintechnik zurückzuführen. Im juristischen Sinne handelt es sich um ein meldepflichtiges *Vorkommnis* beim Umgang mit einem Medizinprodukt, welches Gegenstand rechtlicher Regelungsbereiche ist [4, 5].

Ursachen für eine fehlende oder schlechte Prozessorientierung bei der Auslegung und Gestaltung von Medizingeräten ergeben sich aus fehlendem oder unvollständigem Wissen über die medizinischen Behandlungsabläufe beim Entwickler medizintechnischer Systeme und aus einer ausbildungsinduzierten stark funktionsorientierten Denk- und Vorgehensweise im Produktentwicklungsprozess.

Je geringer die Kenntnisse und Erfahrungen des Entwicklers von den praktischen medizinischen Arbeitsabläufen sind, desto größer ist die Wahrscheinlichkeit, dass ein Gerät nicht der ablauforientierten Sichtweise des Anwenders entspricht und über eine schlechte Gebrauchstauglichkeit verfügt.

Je mehr sich die Denkmodelle von Entwickler und Anwender gleichen, desto wahrscheinlicher ist es, dass das Endprodukt einer Entwicklung über eine gute Gebrauchstauglichkeit verfügt (Abb. 4.3).

Für die Gestaltung gebrauchstauglicher Produkte ist somit eine möglichst umfassende Kenntnis des Behandlungsprozesses erforderlich.

Für die Analyse und Bewertung der Gebrauchstauglichkeit von Medizintechnik ist es erforderlich, die ablauforientierte Sichtweise eines Anwenders einer Anforderungsanalyse zu Grunde zu legen. Die Analyse und Bewertung der Gebrauchstauglichkeit ist am Behandlungsprozess des Patienten und den sich daraus ergebenen Tätigkeiten auszurichten.

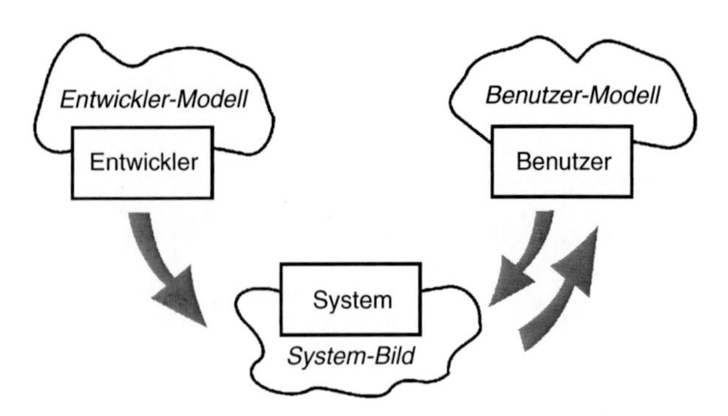

Abb. 4.3 Unterschiedliche konzeptuelle Modelle als Ursache für eine schlechte Gebrauchstauglichkeit von Produkten [20]

Für die Analyse und Bewertung der Gebrauchstauglichkeit von Medizintechnik ergeben sich durch die ursachenorientierte Betrachtung folgende Aspekte:

- Die Entwicklung, Gestaltung und Evaluation von Medizintechnik muss am Behandlungsprozess des Patienten ausgerichtet werden
- Für das Entwickeln eines gemeinsamen Prozessverständnisses ist eine interdisziplinäre Zusammenarbeit zwischen Ärzten, Pflegekräften, Entwicklern und Ergonomen erforderlich
- Durch ein iteratives Vorgehen sollte die Gebrauchstauglichkeit eines Medizingerätes frühzeitig überprüft und kontinuierlich verbessert werden

4.3 Zukünftige Bedeutung der Gebrauchstauglichkeit

Um aus einer zukunftsorientierten Betrachtungsweise Aussagen zur Gebrauchstauglichkeit von Medizintechnik ableiten zu können, wird nachfolgend die Entwicklung medizinischer Arbeitssysteme abgeschätzt. Diese wird in hohem Maße von den technischen, ökonomischen, gesellschaftlichen und medizinischen Entwicklungen beeinflusst, die miteinander in Beziehung stehen.

Im Folgenden wird auf der Grundlage aktueller Trends für jeden Einflussfaktor eine mögliche Entwicklung dargestellt und die Auswirkungen auf medizinische Arbeitssysteme diskutiert:

- Perspektive 1: Technische Entwicklung
  Die Entwicklung neuer Diagnose- und Therapieverfahren in der Medizin führt zu einer zunehmenden Technisierung an medizinischen Arbeitsplätzen. Bereits erkennbare Trends zur Miniaturisierung von Geräten setzen sich fort und führen zu einer vollständigen Trennung von Funktions- und Bedienkomponenten der Geräte. Durch die logische Vernetzung von Medizintechnik bietet sich die Möglichkeit, integrale Benutzeroberflächen einzusetzen. Durch intelligente Technik werden Arzt und Pflegekraft von monitiven Tätigkeiten entlastet. Trotz der kom-

plexitätsreduzierenden Wirkung (teil)automatisierter Systeme und der Vernetzung von Geräten, ist durch den zunehmenden Technikeinsatz von einer steigenden Komplexität an medizinischen Arbeitsplätzen auszugehen. Der Anwender wird durch seine begrenzte Informationsverarbeitungsfähigkeit zunehmend zur limitierenden Größe im klinischen Arbeitssystem. Die Gebrauchstauglichkeit von Medizintechnik gewinnt daher stark an Bedeutung [2, 7, 8, 12, 14, 21].

- Perspektive 2: Ökonomische Entwicklung
Der Kostendruck im Gesundheitswesen wird weiter zunehmen und zu einer stärkeren Standardisierung von medizinischen Arbeitsprozessen führen. Das Kostendeckungsprinzip der Gesundheitsversorgung wird schrittweise zurückgenommen und garantiert in Zukunft lediglich eine gesetzliche Mindestversorgung. Medizinische Versorgung wird damit zunehmend zu einer vom Patienten zu finanzierenden Individualleistung. Steigender Kostendruck führt zu kürzeren Entwicklungszeiten und steigendem Wettbewerb bei den Herstellern von Medizinprodukten. Die Auswahl von Medizintechnik erfolgt ausschließlich nach wirtschaftlichen Gesichtspunkten. Dies steht der Entwicklung von Systemlösungen in der Medizintechnik entgegen. Die Standardisierung von Arbeitsprozessen führt durch das Einsparen von klinischem Personal und kürzeren Liegezeiten der Patienten zu kostengünstigeren Behandlungsverläufen. Die Arbeitsbelastung für den einzelnen Mitarbeiter nimmt zu. Die Komplexität im klinischen Arbeitssystem steigt [1, 15, 19].
- Perspektive 3: Gesellschaftliche Entwicklung
Die Überalterung der Gesellschaft führt zu einer steigenden Zahl multimorbider Patienten, die hohe Aufwendungen im Gesundheitswesen verursachen. Mit der Behandlung zunehmend älterer und chronisch kranker Patienten steigt der medizinische Behandlungsaufwand und der erforderliche Technikeinsatz am Patientenbett. Dadurch nimmt die Komplexität in medizinischen Arbeitssystemen weiter zu. Unter dem steigenden Kostendruck im Gesundheitswesen und der fortschreitenden wirtschaftlichen Globalisierung werden sich bestehende nationale ethische Konventionen zur Standardisierung von Behandlungsprozessen und zur Automatisierung von Behandlungsverläufen verändern. Neue Therapie- und Behandlungsformen werden zukünftig stärker an den Aufwendungen gemessen, die mit Ihrem Einsatz verbunden sind. Medizinische Versorgung wird zunehmend als Dienstleistung verstanden, die am Patienten erbracht wird [3, 6, 18].
- Perspektive 4: Medizinische Entwicklung
Die Entwicklung neuer Technologien, insbesondere aus dem Bereich der Gentechnik, hat einen starken Einfluss auf die Medizin und führt zu einer hohen Zahl neuer Therapie- und Behandlungsformen. Zusätzlich kommen verstärkt telemedizinische Anwendungen, Nanotechnologie und der Einsatz intelligenter Diagnose- und Wissensmanagementsysteme zur Anwendung. Durch die vollständige Einführung von Qualitätsmanagementsystemen in medizinischen Arbeitssystemen kommt es zu einer weitgehenden Vereinheitlichung und Standardisierung von Arbeitsplätzen und Arbeitsprozessen. Durch den extensiven Einsatz neuer Diagnose-, Therapie- und Überwachungsverfahren nimmt die Komplexität medizinischer Arbeitssysteme weiter zu [9, 10, 11, 16, 17, 22, 23].

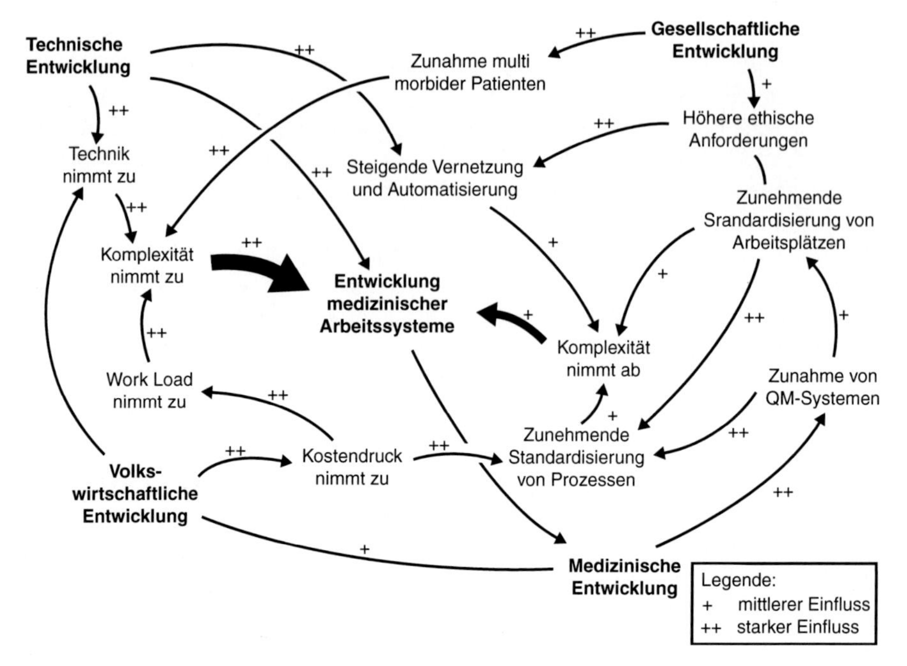

Abb. 4.4 Wirkverknüpfungen und Ausprägung unterschiedlicher Einflussfaktoren zur Entwicklung medizinischer Arbeitssysteme

Zusammenfassend ist durch einen zunehmenden Technikeinsatz und eine steigende Arbeitsbelastung eine zunehmende Komplexität medizinischer Arbeitssysteme zu erwarten. Kompensierend wirkt eine Standardisierung von Arbeitsplätzen und Arbeitsprozessen in medizinischen Arbeitssystemen (Abb. 4.4).

Durch den steigenden Einsatz von Technik und eine zunehmende Arbeitsverdichtung nimmt die Komplexität medizinischer Arbeitssysteme weiter zu.

Für die Analyse und Bewertung der Gebrauchstauglichkeit von Medizintechnik ergeben sich durch die zukunftsorientierte Betrachtung folgende zu berücksichtigende Einflussfaktoren:

- Die Bedeutung standardisierter klinischer Arbeitsprozesse (z. B. Clinical Pathways) nimmt zu
- Die Entwicklungszeiten (time to market) für Medizintechnik werden sich weiter verkürzen
- Die personellen und finanziellen Ressourcen im Gesundheitswesen werden weiter abnehmen
- Der Technikeinsatz in der Medizin wird steigen
- Die Zahl multimorbider Patienten wird steigen

Literatur

[1] Arnold K, Litsch M, Schellschmidt H (2002) Krankenhaus Report 2001. Stuttgart, Schattauer Verlagsgesellschaft
[2] Backhaus C, Friesdorf W (2002) Ergonomie und Gebrauchstauglichkeit in der Intensivmedizin am Beispiel einer integrierten Informationspräsentation. mt-Medizintechnik 122:7
[3] Bender HJ (1998) Intensivmedizin zwischen Faszination und Wirklichkeit. In: Bauer AW (Hrsg.) Medizinische Ethik am Beginn des 21. Jahrhunderts. Heidelberg, Johann Ambrosius Barth
[4] Bundesgesetzblatt (1994) Gesetz über Medizinprodukte – Medizinproduktegesetz (MPG) vom 2. August 1994. Bundesgesetzblatt Nr. 52, vom 9. August 1994, S. 1963ff
[5] Bundesgesetzblatt (2002) Verordnung über die Erfassung, Bewertung und Abwehr von Risiken bei Medizinprodukten (MPSV) vom 27. Juni 2002. Bundesgesetzblatt Nr. 40/2002, S. 2131ff
[6] Eichhorn S (1997) Integratives Qualitätsmanagement im Krankenhaus, Konzeption und Methoden eines qualitäts- und kostenintegrierten Krankenhausmanagements. Stuttgart, Kohlhammer
[7] Food and Drug Administration (1999) Device Use Safety – Incorporating Human Factors in Risk Management, Draft Guidance. Rockville (MD), FDA
[8] Fraunhofer Institut für Systemtechnik und Innovationsforschung (1998) Delphi ′98 – Studie zur globalen Entwicklung von Wissenschaft und Technik. Bad Homburg, Symbolog Verlag
[9] Friesdorf W (1990) Überwachung am Intensivbett, Informationspräsentation. In: Friesdorf W, Schwilk B, Hähnel J (Hrsg.) Ergonomie in der Intensivmedizin. Melsungen, Bibliomed
[10] Friesdorf W (1992) Current Profile. Ulm, Universitätsklinik für Anästhesiologie
[11] Friesdorf W, Claßen B (1993) Smart Horizons. Ulm, Universitätsklinik für Anästhesiologie
[12] Friesdorf W, Claßen B, Konichezky S, Schwilk B (1997) Events which will influence Intensive Care Units in Future. Technology and Health Care 5:319–330
[13] Göbel M, Backhaus C, Friesdorf W (2002) Ergonomische Aspekte in der Intensivpflege. In: Neander KD, Meyer G, Friesacher H (Hrsg.) Handbuch der Intensivpflege. Landsberg/Lech, Ecomed
[14] Gorschlüter P (1999) Das Krankenhaus der Zukunft. Stuttgart, Kohlhammer
[15] Günster C, Klauber J, Schellschmidt H (2000) Zur Implementierung eines AP-DRG basierten Entgeldsystems in Deutschland – Regelungsbedarfe und erste empirische Hinweise für die Gewichtskalkulation. In: Arnold M, Litsch M, Schwartz W (Hrsg.) Krankenhausreport ′99. Stuttgart, Schattauer
[16] Hildebrand R (1999) Das bessere Krankenhaus – Total Quality planen, umsetzten, managen. Neuwied, Hermann Luchterhand
[17] Jaster HJ (1997) Qualitätssicherung im Gesundheitswesen. Stuttgart, Georg Thieme
[18] Kaltenbach T (1999) Qualitätsmanagement im Krankenhaus – Qualitäts- und Effizienzsteigerung auf der Grundlage des Total Quality Managements. Melsungen, Bibliomed
[19] Kerres M, Lohmann H (1999) Der Gesundheitssektor – Chancen zur Erneuerung. Wien, Wirtschaftsverlag Ueberreuter
[20] Norman DA (1989) Dinge des Alltags. Frankfurt, Campus (1989)
[21] Rönnau L (1998) Delphi-Studie zur Abschätzung zukünftiger Entwicklungen, die den Arbeitsprozess Narkoseeinleitung beeinflussen. Berlin, Studienarbeit Institut für Arbeitswissenschaft TU-Berlin
[22] Saunders RJ, Jewett WR (1983) System Integration – The Need in Future Anaesthesia Delivery Systems. Medical Instrumentation 17:389–392
[23] Viethen G (1995) Qualität im Krankenhaus. Stuttgart, Schattauer

Kapitel 5
Medizintechnik gebrauchstauglich gestalten

Die Analyse und Bewertung der Gebrauchstauglichkeit von Medizintechnik erfordert eine hinreichende Analyse der Arbeitsprozesse, in denen die Medizintechnik eingesetzt werden soll.

Zum Bestimmen der Prozessunterstützung von Medizintechnik stehen bislang keine Methoden zur Verfügung. Daher werden nachfolgend exemplarisch einige Methoden und Vorgehensweisen zur Analyse von Arbeitsprozessen vorgestellt, die speziell im klinischen Umfeld Anwendung finden.

Die Aufgabe der Prozessanalyse ist es, Arbeitsabläufe zu dokumentieren und durch ein gezieltes Hinterfragen, die Möglichkeit einer technischen Unterstützung durch den Einsatz von Medizintechnik zu klären.

Methoden zur Analyse und Bewertung der Usability von Produkten werden durch die Methodik des Usability-Engineering zur Verfügung gestellt und nachfolgend erläutert.

5.1 Methoden zur Analyse und Gestaltung medizinischer Arbeitsprozesse

Arbeitswissenschaftliche Verfahren zur Gestaltung von Arbeitsabläufen finden sich besonders für den Bereich der industriellen Produktion und der Verwaltung. Bei der Übertragung dieser Methoden auf medizinische Arbeitssysteme sind die besonderen Anforderungen an die Qualität und Vielfalt der Kommunikations-, Kooperations- und Interaktionsbeziehungen medizinischer Arbeitssysteme und die daraus resultierende hohe Zahl von Schnittstellen sowie die hohe Individualität der Arbeitsabläufe zu berücksichtigen [115]. Der Einsatz konventioneller arbeitswissenschaftlicher Methoden im Krankenhaus dient daher typischerweise dem Ermitteln spezifischer Belastungs- bzw. Beanspruchungsfaktoren oder der Arbeitszufriedenheit von Mitarbeitern [28, 111] (Tab. 5.1).

Zur Analyse und Bewertung der Prozessunterstützung von Medizintechnik ist es erforderlich, medizinische Arbeitsabläufe systematisch zu erfassen, zu strukturie-

C. Backhaus, *Usability-Engineering in der Medizintechnik*,
DOI 10.1007/978-3-642-00511-4_5, © Springer-Verlag Berlin Heidelberg 2010

ren und zu dokumentieren. Auf Grundlage dieser Arbeitsprozessanalyse wird der Bedarf bzw. das Potential für eine technische Unterstützung des Behandlungsprozesses ermittelt.

Tab. 5.1 Übersicht zu arbeitswissenschaftlichen Erhebungs- und Analyseverfahren für medizinische Arbeitssysteme [11]

Verfahren	Autoren	Anwendungsbereich
AET Arbeitswissenschaftliches Erhebungsverfahren zur Tätigkeitsanalyse	Rohmert et al. [94]	Belastungsermittlung in der Pflege
AVEM Arbeitsbezogenes Verhaltens- und Erlebensmuster	Schaarschmidt & Fischer [100]	Arbeitszufriedenheit im OP, Intensiv- und Pflegestation
AZK Arbeitszufriedenheitskurzfragebogen	Bruggemann et al. [10]	Arbeitszufriedenheit in der Pflege
BEB Beschwerden Erfassungsbogen	Kasielke & Hänsgen [51]	Beanspruchungsermittlung auf chirurgischen und internistischen Stationen
BHD Beanspruchungsscreening bei Humandienstleistungen	Hacker & Reinhold [36]	Beanspruchungsanalyse bei Ärzten und Pflegekräften
BSW Berufliche Selbsteffizienzerwartungen	Abele et al. [1]	Arbeitszufriedenheit von Ärzten und Pflegekräften
FIT Fragebogen zum Erleben von Intensität und Tätigkeitsspielraum in der Arbeit	Richter et al. [94]	Beanspruchungsermittlung auf chirurgischen und internistischen Stationen
ISTA Instrument zur stressbezogenen Arbeitsanalyse	Semmer et al. [103]	Beanspruchungsermittlung in der Pflege
KABA Leitfaden zur Kontrastiven Aufgabenanalyse	Dunkel et al. [25]	Belastungsermittlung in der Pflege
MBI Maslach Burnout Inventory	Maslach et al. [66]	Beanspruchungsermittlung bei Pflegekräften
MTO Mensch-Technik-Organisations-Analyse	Strohm & Ulrich [111]	Arbeitsbewertung bei Ärzten
PZI Problemzentriertes Interview	Witzel [126]	Beanspruchungsermittlung bei Pflegekräften
RHIA Regulationsbehinderungen in der Arbeitstätigkeit	Leitner et al. [55]	Belastungsermittlung in der Pflege
SALSA Salutogenetische Subjektive Arbeitsanalyse	Udris & Rimann [114]	Belastungsermittlung bei Ärzten und Pflegekräften
SPA Screening psychischer Arbeitsbelastungen	Metz & Roth [69]	Belastungs- und Beanspruchungsanalyse in OP, Intensiv- und Pflegestation
VERA Verfahren zur Ermittlung von Regulationserfordernissen in der Arbeitstätigkeit	Volpert et al. [119]	Arbeitsbewertung in der Pflege

Das Ergebnis dieser Vorgehensweise sind Anforderungen, die sich aus dem Arbeitsprozess ergeben und an die Funktionalität eines Medizingerätes richten. Die Anforderungen beschreiben Funktionen, die zum Erfüllen einzelner Teilaufgaben im Behandlungsprozess erforderlich sind. Auf Grundlage dieser Prozessanforderungen kann die Bewertung von Medizintechnik erfolgen.

Nachfolgend werden einige – speziell für den Einsatz in medizinischen Arbeitssystemen – geeignete Verfahren zur Arbeits- und Prozessanalyse vorgestellt.

5.1.1 Tätigkeits- und Arbeitsanalyseverfahren für das Krankenhaus

Das von Büssing und Glaser [13] vorgestellte Tätigkeits- und Arbeitsanalyseverfahren für das Krankenhaus (TAA-KH) gehört zu den psychologischen Arbeitsanalyseverfahren. Es basiert auf der Handlungsregulationstheorie und analysiert und bewertet die Arbeits- und Organisationsbedingungen im Krankenhaus. Die Methode ist primär auf den Bereich Krankenpflege ausgerichtet und modular aufgebaut. Es bestehen zwei voneinander getrennt einsetzbare, sich ergänzende Verfahrensversionen:

1. Die Selbstbeobachtungsversion – TAA-KH-S
   Durch einen Fragebogen werden Anforderungen (geistige Anforderungen, erforderliche Qualifikation etc.), Belastungen (soziale Stressoren, Unterbrechungen, Zeitdruck etc.), Handlungsspielräume (Möglichkeit der Partizipation, Eigenorganisation der Arbeit etc.) und verfügbare Ressourcen (materielle, soziale Ressourcen etc.) der Arbeit von den Mitarbeitern erhoben. Das Verfahren gliedert sich in die oben genannten Bereiche, die durch insgesamt 442 Items abgebildet werden. Diese sind in Form von Aussagen zu den Arbeitsbedingungen formuliert (z. B.: „Auf dieser Station kann man seinen Arbeitsablauf selbst festlegen“) und müssen von den Mitarbeitern auf einer fünfstufigen Zustimmungsskala beurteilt werden. Durch das Vorgehen wird der Ist-Zustand der Arbeitsbedingungen analysiert und bewertet. Als Bearbeitungszeit für das Ausfüllen eines Erhebungsbogens benennen die Autoren durchschnittlich 45 Minuten.
2. Die Fremdbeobachtungsversion – TAA-KH-O
   Die Fremdbeobachtungsversion der TAA-KH besteht aus einer Aufgabenanalyse und einer Organisationsdiagnose.

In einer Aufgabenanalyse werden die objektiven Arbeitsanforderungen und Arbeitsbelastungen der Mitarbeiter sowie Merkmale des Arbeitssystems (z. B. Stationskontext) und des Aufgabenzuschnitts ermittelt. Sie besteht aus einem Teiltätigkeitsinventar, in dem die Häufigkeit einzelner Arbeitstätigkeiten anhand eines Fragenbogens erfasst wird und einer offenen Ganzschichtbeobachtung, in der ein strukturiertes Ablaufprotokoll der untersuchten Arbeitsabläufe erstellt wird. Unklarheiten bei der Beobachtung werden durch direktes Fragen unmittelbar aufgeklärt.

Nach Abschluss der Beobachtung erfolgt ein Interview, um ergänzend typische Kenngrößen des Arbeitssystems zu erheben (z. B. Personalstärke der Station, Pflegeintensität, räumliche und materielle Ausstattung) und das erhobene Tätigkeitsprofil ggf. um nicht beobachtete Aktivitäten zu ergänzen. Die Aufgabenanalyse zielt darauf ab, ein möglichst vollständiges Abbild der analysierten Tätigkeit zu erhalten, an dem Anforderungen und Belastungen der Arbeit ermittelt werden können. Für die Dauer einer Aufgabenanalyse benennen die Autoren einen Zeitraum von 3–4 Tagen.

In der Organisationsdiagnose wird die formale und informelle Struktur des Krankenhauses erfasst. Ziel ist es, Defizite in der Aufbau- und Ablauforganisation zu ermitteln. Hierzu werden mit Hilfe eines halbstandardisierten Interviewleitfadens betriebliche Experten des Krankenhauses (z. B. Direktorium, Betriebsrat, Pflegedienstleitung) befragt und unterschiedliche Dokumente zur Krankenhausstruktur analysiert (Organisationsablaufpläne, Strukturgramme). Die Autoren der Methode benennen für die Organisationsdiagnose einen zeitlichen Aufwand von ca. 40 Stunden.

Entsprechend der Fragestellung ist es möglich, beide Vorgehensweisen nur in Ausschnitten durchzuführen, wodurch der Bearbeitungsaufwand reduziert werden kann. Empfehlenswert ist eine Kombination beider Verfahrensversionen (TAA-KH-S und TAA-KH-O), um ein möglichst vollständiges und umfassendes Bild der analysierten Arbeitsabläufe zu bekommen.

Der Einsatz der Methode erfordert vom Versuchsleiter Kenntnisse über die klinischen Arbeitsabläufe. Die Ergebnisse der Arbeits- und Tätigkeitsanalyse dienen dem Aufdecken von besonderen Anforderungen und dem Ermitteln von Belastungsschwerpunkten der Arbeit. Ziel der Methode ist es, zu Informationen zu gelangen, die ein Ableiten von persönlichkeitsförderlichen Arbeitsgestaltungsmaßnahmen ermöglichen [12, 13, 14, 15].

5.1.2 Variables Layout Model

Diese von Held und Krueger [38] vorgestellte Methode beschreibt ein Vorgehen zur Gestaltung komplexer medizinischer Arbeitssysteme und Arbeitsabläufe.

Sie beruht auf der Erfahrung des Autors, dass der Erfolg von Veränderungsmaßnahmen in der Arbeitsplatz- bzw. Arbeitsablaufgestaltung häufig durch eine fehlende oder ungenügende Akzeptanz der Anwender für diese Maßnahmen reduziert wird. Die Methode unterstützt die Partizipation bei Arbeitsgestaltungsmaßnahmen.

Das Variable Layout Model (VALAMO) besteht aus einem Set magnetischer Schablonen, welche unterschiedliche Einrichtungsgegenstände, Arbeitsmittel und Medizingeräte eines medizinischen Arbeitssystems darstellen. Mit deren Hilfe können Arbeitsplätze oder Arbeitsabläufe nachgestellt werden. Dadurch ist es möglich, typische Arbeitsplatzkonfigurationen zu visualisieren und mit Anwendern zu diskutieren. Auf dieser Grundlage können Stärken und Schwächen unterschiedlicher Konfigurationen partizipativ ermittelt werden. Das Variable Layout Model unterstützt dabei die Partizipation zwischen Experte (Ergonom, Architekt,

Designer etc.) und Anwender (Arzt, Pflegekraft), für die der Autor vier Wirkprinzipien benennt [39]:

- Einfachheit
  Partizipative Methoden müssen einfach aufgebaut und direkt auf die betroffenen Anwender ausgerichtet sein. Durch eine einfache Zugänglichkeit werden bestehendes Misstrauen und Hemmschwellen abgebaut.
- Konfrontation
  Die Anwender werden mit der eigenen Arbeitssituation konfrontiert (z. B. in Form von selbstfokussierenden Appellen). Hierbei können ungewohnte Betrachtungsweisen oder gezielte Über- oder Untertreibungen die Aufmerksamkeit erhöhen und helfen, alltäglich und selbstverständlich erscheinende Defizite zu erkennen.
- Spielbarkeit
  Durch das Nachahmen von Arbeitssituationen aus unterschiedlichen Perspektiven (z. B. Arzt, Pflegekraft, Patient) entsteht ein neues Situationsbewusstsein, welches die interdisziplinäre Entwicklung von Problemlösungen fördert. Es werden kreative und innovative Freiräume eröffnet.
- Überschaubarkeit
  Sie bedingt ein schrittweises Vorgehen, erhöht die Transparenz des Gesamtprojekts und wirkt motivationsfördernd, da durch das Erreichen von Teilzielen Erfolge in der Vorgehensweise signalisiert werden.

Ziel der Partizipation ist die gemeinsame Verständnisbildung, die durch den Einsatz der Methode erreicht wird. Damit steht nicht die Problemlösung bei der Arbeitsablauf- bzw. Arbeitsplatzgestaltung im Vordergrund, sondern das Problemverständnis zwischen Experte und Anwender.

Die Methode unterstützt nach einer Informationsaufnahme durch einen Experten ein Beschreiben, Erläutern und Visualisieren der gewonnenen Erkenntnisse gegenüber dem Anwender. Dies bietet die Möglichkeit, das erfasste Situationsabbild mit dem Abbild des Anwenders abzugleichen, in dem Defizite durch den Anwender ausgeräumt oder erläutert werden können und der Anwender gleichermaßen ein Verständnis für die Sichtweise des Experten bekommt. Durch dieses Vorgehen wird ein gemeinsamer Lernprozess der beteiligten Personen eingeleitet. Die Methode unterstützt damit das Anpassen der Situationsabbilder von Experte und Anwender in klinischen Arbeitssystemen [37, 38, 39, 40].

Nachteilig ist der ausschließliche Fokus auf die Partizipation zwischen den beteiligten Personen, den der Autor damit selbst zur Methode erhebt, anstatt ihn ergänzend in bestehende Vorgehensweisen zur Arbeitsablaufgestaltung einzubinden.

5.1.3 Together Optimizing Processes in Clinical Systems

Ziel der vorgestellten Methode ist die Analyse und Optimierung von komplexen Prozessflüssen im Arbeitssystem Krankenhaus. Im Mittelpunkt des Together Optimizing Processes in Clinical Systems (TOPICS) steht dabei das Lernen aus bereits analysierten Arbeitsprozessvarianten. Die Methode gliedert sich in zwei Abschnitte: die partizipative Prozessflussvisualisierung und den problemspezifischen Prozessmodulvergleich [59, 60].

1. Partizipative Prozessflussvisualisierung
   Ziel der partizipativen Prozessflussanalyse ist die Visualisierung, Verifizierung, Analyse und Bewertung der Arbeitsprozesse im Untersuchungsfeld. Hierzu werden in einer Vorbereitungsphase wesentliche Kenngrößen des Arbeitssystems erfasst und die beteiligten Mitarbeiter in einer Informationsveranstaltung über Ziel und Zweck der Analyse sowie der weiteren Vorgehensweise informiert. Auf Grundlage einer offenen, nicht teilnehmenden Beobachtung werden auf großflächigen Flipcharts die ermittelten Prozessflüsse visualisiert. Diese dienen als erste Diskussionsgrundlage für die Mitarbeiter. Für die Darstellung der einzelnen Prozessschritte stellt der Autor eine einfache, allgemeinverständliche Symbolik vor um Prozessflussdiagramme zu erstellen. Durch die hohe Selbsterklärungsfähigkeit der Symbole können alle Beteiligten diese schnell als gemeinsame Prozesssprache verwenden (Abb. 5.1).
   Je nach Anwendungsfall können in Einzelinterviews oder Gruppendiskussionen die visualisierten Prozessflüsse verbessert und ergänzt werden. Zusätzlich werden von den Mitarbeitern benannte oder vom Versuchsleiter beobachtete Stärken und Schwächen in die erstellten Prozessflussdiagramme eingetragen. Durch ein iteratives Vorgehen erfolgt ein vollständiges Visualisieren und letztlich das gemeinschaftliche Verifizieren der analysierten Arbeitsprozesse. Die so ermittelten Prozessschritte werden im nächsten Bearbeitungsschritt zu übergeordneten, logischen Prozessmodulen zusammengefasst und hierarchisch geordnet.
   Für diese Prozessmodule werden quantifizierbare Kenngrößen ermittelt, die einen Vergleich einzelner Prozessmodule unterschiedlicher Prozessflüsse ermöglichen sollen. Auf Grundlage der ermittelten Stärken und Schwächen der visualisierten Prozessflüsse und der erhobenen Kennzahlen für die gebildeten Prozessmodule ist es möglich, potentielle Engpässe und Schwachstellen in der Prozessflussstruktur zu erkennen, die in einer Optimierungsphase partizipativ mit den Mitarbeitern eliminiert werden können.
2. Problemspezifischer Prozessmodulvergleich
   Ziel des problemspezifischen Prozessmodulvergleichs ist die Verbesserung defizitärer Prozessmodule, die in der partizipativen Prozessflussvisualisierung ermittelt wurden. Hierzu werden auf Grundlage der erhobenen Kenngrößen der Prozessmodule alternative Prozessmodule bereits analysierter Arbeitssysteme identifiziert und geeignet erscheinende Lösungsvarianten ausgewählt. Die genaue Analyse der alternativen Prozessmodule liefert die Grundlage für die arbeitssystemspezifische Umgestaltung des defizitären Prozessmoduls. Dieser Schritt sollte partizipativ erfolgen, um das vorhandene Expertenwissen der Mitarbeiter zu nutzen und eine höchstmögliche Akzeptanz und Unterstützung für den Veränderungsprozess zu erreichen.
   Das Vorgehen des problemspezifischen Prozessmodulvergleichs erfordert eine hinreichende Zahl bereits analysierter Prozessflüsse und quantifizierter Prozess-

module. Der Autor stellt diese in einer Datenbank zur Verfügung, die das Identifizieren und Auswählen von alternativen Prozessmodulen unterschiedlicher Arbeitssysteme unterstützt.

Die TOPICS-Methode setzt in hohem Maß auf die Partizipation der Mitarbeiter, um deren Kompetenz und Expertenwissen zu nutzen und gleichzeitig Akzeptanz und Motivation für die aus der Analyse resultierenden Veränderungsprozesse zu erzeugen. Ein weiterer Vorteil der partizipativen Vorgehensweise ist der verbesserte Zugang zu selten zu beobachtenden oder dem außenstehenden Betrachter schwer zugänglichen Arbeitsprozessen [59, 60, 61, 62, 63, 64, 65].

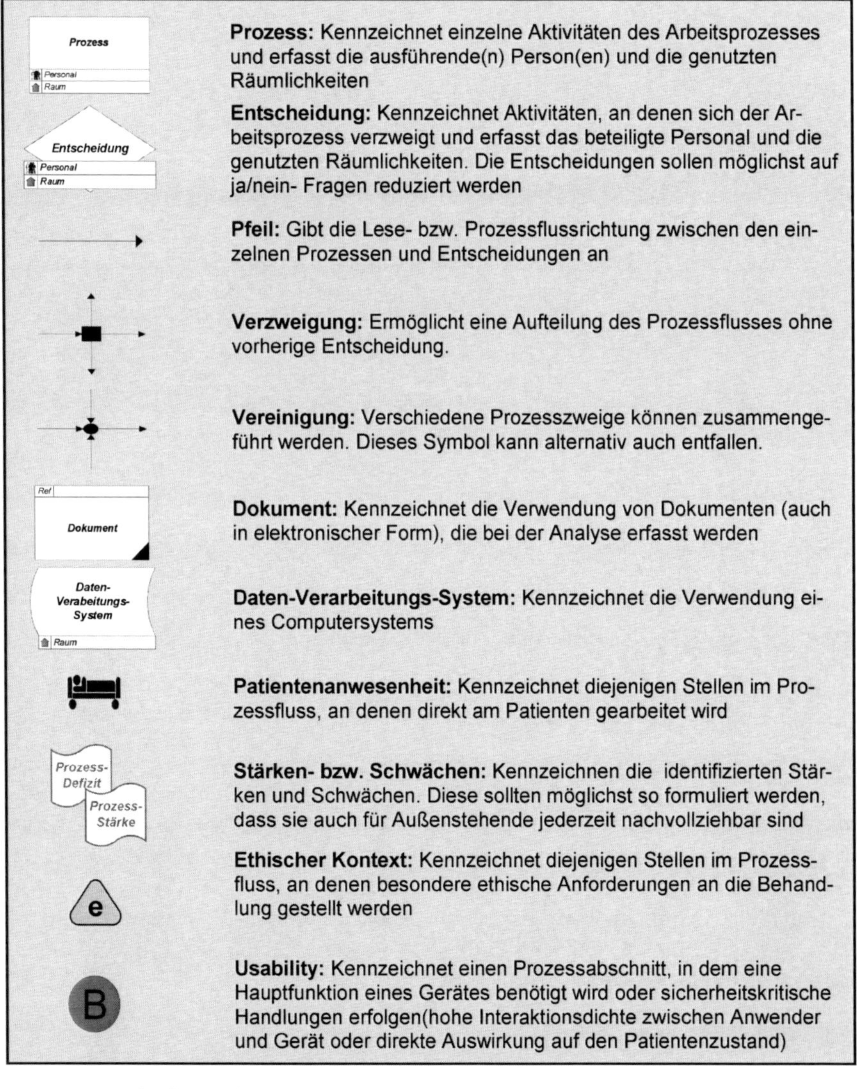

Abb. 5.1 Symbolik zur Visualisierung klinischer Arbeitsprozesse

5.2 Methodenübersicht zur Usability

Das methodische Analysieren und Bewerten der Bedienbarkeit von Produkten wird als Usability-Engineering bezeichnet. Der Begriff wurde Mitte der 1980er Jahre geprägt und gewann mit dem zunehmenden Aufkommen grafischer Benutzeroberflächen bei Anwendungssoftware verstärkt an Popularität [16, 17, 30, 32, 33, 34, 104, 127].

5.2.1 Usability-Engineering

Usability-Engineering zeichnet sich durch ein stark iteratives Vorgehen und eine möglichst frühzeitige Integration von Benutzern in den Produktentwicklungsprozess aus. Zu den Vorgehensschritten gehören:

- Ermitteln geeigneter Usability Kenngrößen (z. B. Bearbeitungszeiten, Fehlerhäufigkeiten etc.)
- Festlegen eines Wertebereiches für die definierten Kenngrößen
- Iteratives Überprüfen des Produktes hinsichtlich der definierten Kenngrößen
- Kontinuierliches Verbessern der ermittelten Schwachstellen (Redesign)

Der Einsatz empfiehlt sich für die Entwicklung aller Objekte, Produkte oder Systeme, die vom Menschen bedient werden können und somit über potentielle Bediendefizite verfügen. Durch das frühzeitige Erfassen von Benutzeranforderungen und ein gezieltes Begleiten der Produkteinführung (Usability-Engineering-Lifecycle) ist es möglich, von der Produktidee bis zur Markteinführung die Usability eines Produktes an den Anwender anzupassen [5, 6, 20, 26, 39, 42, 67, 80, 83, 121] (Abb. 5.2).

Zum Überprüfen von Produkten hinsichtlich der gewählten Usability Kenngrößen stehen unterschiedliche Methoden zur Verfügung, deren Auswahl vom Ziel und Anliegen der konkreten Fragestellung, dem Anwendungskontext, dem Stand der Produktentwicklung und den verfügbaren Ressourcen (z. B. der Verfügbarkeit von Endnutzern, vorhandene Zeit, finanzieller Aufwand etc.) abhängt [44, 53, 108, 109].

Eine Hilfestellung für die Auswahl geben Übersichtsarbeiten, in denen einzelne Verfahren nach ihrer opernationalisierten Messgröße und ihrer spezifischen Eignung für unterschiedliche Anwendungssituationen beschrieben werden [2, 18, 48, 49, 74, 88, 97, 99, 107, 124].

Da jede Usability-Methode spezifische Stärken und Schwächen aufweist, empfiehlt sich im Rahmen einer vollständigen Produktevaluation immer die Kombination unterschiedlicher Methoden [56, 89, 116].

Nachfolgend werden Usability-Methoden nach Befragungs- und Beobachtungstechniken unterschieden. Es wird eine Auswahl von Methoden vorgestellt, die im Bereich der Medizintechnik häufig Anwendung finden.

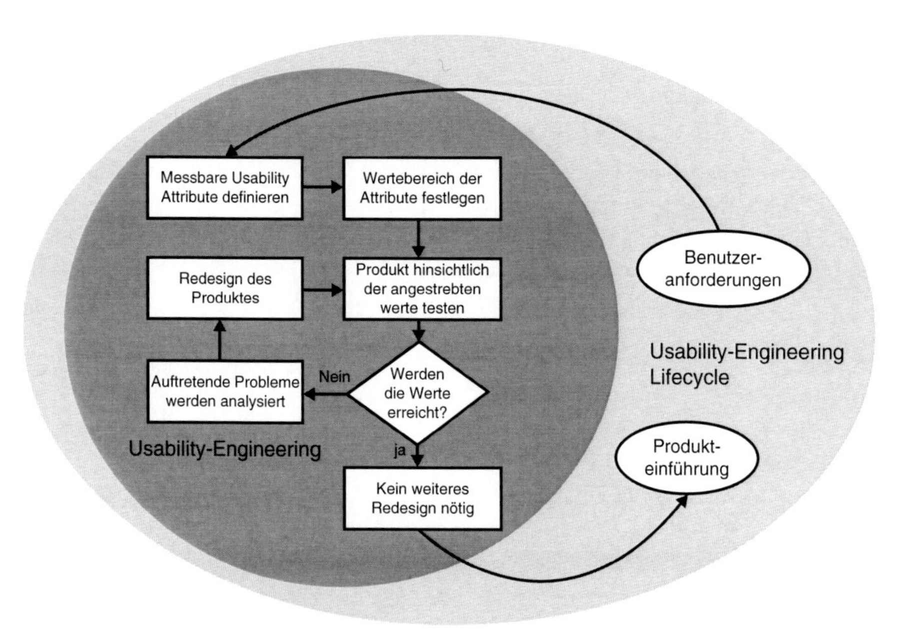

Abb. 5.2 Usability-Engineering und Usability-Engineering Lifecycle

5.2.2 Benutzerbefragung

Benutzerbefragungen gehören zu den wichtigsten Usability-Methoden, da sie Aufschluss darüber geben können, wie eine Person über ein bestimmtes Produkt denkt. Sie können durch den Einsatz von Fragebögen oder Interviewtechniken erfolgen [110].

Wesentliches Kriterium für die Gestaltung von **Fragebögen** ist die Standardisierung der Antwortmöglichkeiten. Man unterscheidet vollkommen freie bis streng vorgegebene (geschlossene) Antwortmöglichkeiten. Fest vorgegebene Antworten erleichtern die (quantitative) Auswertung, liefern aber weniger Informationen als frei formulierte Antworten, da nur eine begrenzte Zahl von Antwortmöglichkeiten besteht. In Analogie liefern freie Antwortmöglichkeiten mehr Informationen, die aber aufwendiger – da weniger standardisiert – auszuwerten sind. Zum Ermitteln neuer Informationen werden daher meist freie Fragebögen ohne vorgegebene Antworten eingesetzt.

Ein Nachteil von Fragebögen ist ihr relativ hoher Vorbereitungsaufwand und dass die gewünschten Daten erst nach einer gewissen Rücklaufzeit zur Verfügung stehen. In Abhängigkeit von der untersuchten Fragestellung und dem Freiheitsgrad der Antworten können durch Fragebögen ab ca. 30 befragten Benutzern repräsentative Aussagen zur Usability eines Produktes ermittelt werden [81, 110].

Für den Bereich des Usability-Engineering gibt es standardisierte Fragebögen. Ein Beispiel stellt Brooke [9] vor, der mit seiner **System-Usability-Scale** (SUS) die Usability eines Produktes durch das Ermitteln des Zustimmungsgrades zu vorgegebenen Aussagen bestimmt. Die Bewertung zu den Eigenschaften eines Produktes erfolgt mit Hilfe einer fünfstufigen Bewertungsskala (Likert-Skala), der Bewertungspunkte von 1 bis 5 zugeordnet werden (z. B. stimme vollständig nicht zu = 1, bis stimme vollständig zu = 5). Auf dieser Grundlage wird ein Punktwert für das untersuchte Produkt gebildet. Bezogen auf den maximal zu erreichenden Punktwert kann der berechnete Punktwert als prozentualer Zustimmungsgrad zum untersuchten Produkt angegeben werden. Vor der Auswertung müssen negativ formulierte Items entsprechend umcodiert werden. Durch das Ergänzen oder Weglassen von Bewertungsaussagen kann diese Methode gut individualisiert und zur summativen Evaluation von Medizingeräten eingesetzt werden [31, 47].

Ähnliche Befragungsmethoden zur Produktevaluation werden auch von Kirakowski [52] Prümper und Anft [92], Gediga et al. [29] und Oppermann [88] vorgestellt.

Nachfolgend ist ein Beispiel für einen Fragebogen zur Produktevaluation, in Anlehnung an die System-Usability-Scale, dargestellt. Für die praktische Anwendung können die einzelnen Items entsprechend angepasst werden. Gegebenenfalls sind zusätzliche Angeben – z. B. zur Benutzererfahrung etc. – sinnvoll (Abb. 5.3).

Benutzerinterviews bieten im Vergleich zu Fragebögen den Vorteil, die Fragen situationsabhängig zu variieren. Zusätzlich ermöglichen sie den direkten Kontakt zum Benutzer. Sie lassen sich nach dem Ausmaß der Standardisierung in strukturierte, halb strukturierte oder unstrukturierte (narrative) Interviews unterscheiden.

Im Usability-Engineering werden zumeist halb strukturierte Interviews eingesetzt, in denen bestimmte Themengebiete in Form eines Interviewleitfadens festgelegt sind. Innerhalb eines Themenkomplexes stellt der Versuchsleiter weitgehend offene Fragen und hat so die Möglichkeit, gut auf die Antworten des Befragten zu reagieren. Dadurch können genauere Informationen insbesondere zu neuen Inhalten erhoben werden. Durch die zuvor festgelegte Strukturierung kann sich der Versuchsleiter bei der Durchführung des Interviews orientieren, um sicherzustellen, dass alle festgelegten Themenkomplexe angesprochen werden.

In Analogie zur Benutzerbefragung mit Fragebögen sinkt der Auswerteaufwand für Interviews mit zunehmender Standardisierung. Freie oder narrative Interviews eignen sich gut zur explorativen Datenerhebung, standardisierte Interviews sind besser zum Überprüfen konkreter Usability-Attribute geeignet [8].

Ein Nachteil von Benutzerinterviews ist der hohe organisatorische und zeitliche Aufwand, der zum Durchführen erforderlich ist. Benutzerinterviews können aufgrund der hohen Informationsdichte, die durch ein gezieltes Nachfragen des Versuchsleiters erreicht werden kann, in Abhängigkeit der untersuchten Fragestellung, bereits ab ca. fünf Benutzern zu repräsentativen Ergebnissen führen [91].

Eine besondere Variante des Benutzerinterviews stellt Flanagan [27] mit der **Critical Incident Technic** vor. Dabei werden die Interviewpartner gebeten, wahllos besonders gute oder besonders schlechte Ereignisse beim Umgang mit einem Gerät zu nennen. Durch gezieltes Hinterfragen dieser Ereignisse werden Informationen zur Bediensituation gesammelt, die Aufschluss über ein potentielles Bediendefizit des Produktes geben sollen [81].

Fragebogen zur Usability-Evaluation	
Gerät, Hersteller:	Station:
Name des Teilnehmer:	Berufserfahrung: Jahre

Bitte beurteilen Sie folgende Aussagen:

	ich stimme vollständig zu				ich lehne vollständig ab
1) Die wichtigsten Funktionen sind schnell und einfach zu bedienen	☐	☐	☐	☐	☐
2) Ich finde das Gerät unnötig kompliziert*	☐	☐	☐	☐	☐
3) Ich finde, das Gerät ist übersichtlich aufgebaut	☐	☐	☐	☐	☐
4) Der Aufwand für das Auf- und Abrüsten des Gerätes ist sehr hoch*	☐	☐	☐	☐	☐
5) Ich denke, ich benötige wenig Zeit um mich in das Gerät einzuarbeiten	☐	☐	☐	☐	☐
6) Ich würde lieber ein anderes Gerät für die gleiche Aufgabe benutzen*	☐	☐	☐	☐	☐
7) Die verschiedenen Funktionen sind gut in das Gerät integriert	☐	☐	☐	☐	☐
8) Ich finde das Gerät nicht logisch aufgebaut*	☐	☐	☐	☐	☐
9) Ich kann jederzeit eindeutig den Gerätezustand erkennen	☐	☐	☐	☐	☐
10) Die Bedienung des Gerätes ist sehr zeitaufwendig*	☐	☐	☐	☐	☐
11) Das Gerät ist gut an die klinischen Arbeitsabläufe angepasst	☐	☐	☐	☐	☐
12) Die Geräterückmeldungen sind unverständlich*	☐	☐	☐	☐	☐
13) Das Gerät passt gut zu bereits vorhandenen Geräten unserer Station	☐	☐	☐	☐	☐
14) Die Anzeigen und Knöpfe des Gerätes sind schlecht zu bedienen*	☐	☐	☐	☐	☐
15) Das Gerät lässt sich schnell und einfach in Betrieb nehmen	☐	☐	☐	☐	☐
(*= negativ formulierte Items)	ich stimme vollständig zu				ich lehne vollständig ab

Ist es bei der Erprobung des Gerätes zu Störfällen bzw. Fehlbedienungen gekommen?

☐ nein ☐ ja, es sind folgende Probleme aufgetreten: ______________________

____

____

Ich halte das Gerät insgesamt für geeignet weil:

____

____

____

Ich lehne das Gerät ab, weil:

____

____

____

Abb. 5.3 Fragebogen zur Evaluation von Medizinprodukten in Anlehnung an die System-Usabilty-Scale (SUS)

Neben Einzelinterviews können auch **Gruppeninterviews** oder **Fokusgruppen** (engl. Focus-Groups) durchgeführt werden. Gruppeninterviews kommen aus dem Bereich der Marktforschung, werden mit 5–9 Teilnehmern durchgeführt und von einem Moderator geleitet. Wichtig ist, dass keine Einzelgespräche mit den Teilnehmern geführt werden, sondern dass die Gruppe die angesprochenen Themen diskutiert. Dadurch können die Teilnehmer auf Aussagen oder Anregungen anderer Teilnehmer reagieren, wodurch Kollektivmeinungen erfasst werden. Der Diskussionsverlauf unterliegt dabei gruppendynamischen Prozessen (z. B. Konformitätsbestreben innerhalb einer Gruppe, Herausbilden von Wortführern etc.), denen der Moderator eventuell entgegenwirken muss. Die gesamte Sitzung wird elektronisch aufgezeichnet (Audio- oder Videoaufzeichnung) und erst im Anschluss ausgewertet. Gruppendiskussionen dienen der explorativen Datenerhebung und ermöglichen es, Aussagen zu schwer messbaren Größen zu erfassen (z. B. Vorurteile von Benutzergruppen etc.) [110].

Allgemein bieten Befragungsmethoden den Vorteil, dass sie von der Funktionsfähigkeit eines Produkts weitgehend unabhängig sind. Sie ermöglichen dadurch bereits zu einem sehr frühen Entwicklungszeitpunkt, zu dem noch kein Mockup, Prototyp oder Vorserienmodell vorliegt, Informationen zu einem Produkt zu erhalten. Befragungen sind daher besonders geeignet, um vor einer Produktentwicklung typische Benutzeranforderungen zu ermitteln.

Bei der Evaluation von Produkten, die dem Anwender bereits bekannt sind, besteht beim Einsatz von Befragungsmethoden die Gefahr, dass sich die erfassten Daten auf Eindrücke der Benutzer beziehen, die nicht zwangsläufig auf reale Bediendefizite zurückzuführen sind. Die benannten Schwachstellen müssen nicht unbedingt mit den wirklichen Schwachstellen eines Produktes übereinstimmen. Oft unterscheiden sich erfragte und beobachtete Bediendefizite. Um die Ergebnisse eines Interviews zu verbessern, kann es daher sinnvoll sein, den Benutzer kurz vor der Datenerhebung das Produkt noch einmal anwenden zu lassen.

Die Auswertung von Benutzerinterviews erfolgt durch eine Inhaltsanalyse. Dabei kann das Auftreten unterschiedlicher Nennungen einzelner Begriffe oder Wortkonstellationen summativ erfasst werden (quantitative Inhaltsanalyse) oder eine Interpretation des Inhalts erfolgen (qualitative Inhaltsanalyse). Nach Mayring [68] können vier Formen der **qualitativen Inhaltsanalyse** unterschieden werden:

1. Zusammenfassende Inhaltsanalyse
   fasst einen Text unter Beibehaltung der wesentlichen Inhalte zusammen
2. Induktive Kategorienbildung
   ordnet den Inhalt nach festgelegten Regeln einem System von Kategorien zu, die nach Sichtung des Materials erarbeitet werden
3. Explizierende Inhaltsanalyse
   stellt die Inhalte eines Interviews in allgemein verständlicher Form dar
4. Strukturierende Inhaltsanalyse
   analysiert Inhalte nach zuvor festgelegten Kriterien, um besondere Aspekte hervorzuheben

Im Bereich des Usability-Engineering finden insbesondere die zusammenfassende Inhaltsanalyse und die induktive Kategorienbildung Anwendung.

5.2.3 Expertenbefragung – Usability-Inspection-Methods

Ziel von Expertenbefragungen ist es, durch den Einsatz geeigneter Ergonomie- oder Usability-Fachleute potentielle Bediendefizite eines Produktes frühzeitig aufzudecken und dadurch den Aufwand für Benutzerbefragungen oder Benutzertests zu reduzieren.

Mack und Nielsen [58] fassen unterschiedliche Vorgehensweisen der Expertenbefragung unter dem Begriff *Usability-Inspection-Methods* oder *Discount-Usability-Engineering* zusammen. Zur Expertenbefragung eignen sich am besten Doppelexperten, die sowohl über Kenntnisse der Ergonomie/Usability als auch über entsprechendes Domänenwissen aus dem Anwendungskontext (Medizin/Medizintechnik) eines Produktes verfügen. Usability-Inspection-Methods ermitteln eine große Zahl, tendenziell eher einfacher Bedienprobleme [46] und sind kein vollständiger Ersatz für benutzerintegrierende Evaluationsmethoden. Vielmehr sollten sie ergänzend eingesetzt werden, um ein effizienteres Vorgehen im Usability-Engineering zu erzielen [35, 75, 78, 118].

Zu den wichtigsten Usability-Inspection-Methods gehören die von Nielsen und Molich beschriebene Methode der Heuristischen-Evaluation (engl. Heuristic-Evaluation) [84] und die von Lewis et al. [57] sowie Wharton et al. [120] beschriebene Methode des Gedanklichen-Durchschreitens (engl. Cognitive-Walkthrough).

Bei einer **Heuristischen Evaluation** untersucht eine geringe Zahl von Experten ein Produkt und überprüft, inwieweit dessen Bedienung mit bestimmten Usability Regeln – Heuristiken – übereinstimmt [73]. Nielsen und Molich [85] stellen acht Heuristiken zur Evaluation von Software vor, zu denen u. a. die Selbsterklärungsfähigkeit, Aufgabenangemessenheit, Fehlertoleranz und die Qualität der Gerätemeldungen gehören (siehe hierzu auch DIN EN ISO 9241-10 [22]) (Abb. 5.4).

Eine Heuristische-Evaluation sollte immer mit Experten unterschiedlicher Fachdisziplinen durchgeführt werden, da eine multidisziplinäre Gruppe von Gutachtern in der Summe mehr Probleme erkennt, als die gleiche Zahl von Gutachtern aus einer Fachdisziplin. Das Produkt muss von jedem Gutachter alleine untersucht werden. Die vorhergesagten Bediendefizite werden erst nach dem Ende der Begutachtung vorgestellt und diskutiert. Dadurch ist gewährleistet, dass eine unabhängige und unbeeinflusste Prüfung von jedem Gutachter durchgeführt wird. Die Autoren empfehlen, 3–5 Gutachter einzusetzen, um etwa 60–70% der vorhandenen Usability Probleme zu identifizieren. Ab dem zehnten Experten ist praktisch mit keiner Verbesserung der Ergebnisse mehr zu rechnen. Maßgeblich für den erfolgreichen Einsatz der Methode ist die Qualifikation der Gutachter.

Zu den Vorteilen der Heuristischen-Evaluation gehören die gute Erlernbarkeit und die einfache Anwendung der Methode, sowie die schnelle Verfügbarkeit der Ergebnisse. Nachteilig sind die weitgehende Vernachlässigung des Anwendungskontextes und die fehlende Priorisierung der ermittelten Bediendefizite. Da eine Heuristische-Evaluation bereits anhand von Spezifikationen und ersten Produktentwürfen durchgeführt werden kann, findet sie bereits häufig in frühen Produktentwicklungsphasen Anwendung [72, 76, 77, 79].

1. Selbstbeschreibungsfähigkeit

Das Gerät soll ohne Hilfestellungen in den grundlegenden Funktionen bedienbar sein. Die Bedienelemente sollen selbsterklärend sein.

2. Aufgabenangemessenheit

Das Gerät soll dem Benutzer, in vernünftigen Zeitabständen Rückmeldung geben, was gerade passiert.

3. Verständilche Gerätemeldungen

Die Meldungen und Befehle des Gerätes sollen einfach und verständlich sein. Keine Fremdwörter oder entwicklungstypische Ausdrücke.

4. Benutzerkontrolle über das Gerät

Der Benutzer sollte jederzeit falsche Eingaben einfach und direkt korrigieren können.

5. Fehlererkennung und -beseitigung

Falsche oder kritische Eingaben sollen sofort gemeldet werden bzw. alarmiert werden. Störungen und Fehler sollen verständlich für den Benutzer angezeigt werden.

6. Fehlervermeidung

Eine falsche Eingabe oder Bedienung darf nicht zu einem kritischen (Patienten-) Zustand führen.

7. Standardisierte Sprache

Für gleiche Situationen, Funktionen oder Zustände sollen die gleichen Begriffe verwendet werden.

8. Minimale Beanspruchung des Benutzergedächtnisses

Eingestellte Parameter sollten sichtbar angezeigt oder jederzeit abrufbar sein.

9. Minimalistisches Design

Keine unnötige Anzeige oder unnötigen Bedienelemente.

10. Hilfe und Dokumentation

Dokumentation und Gebrauchsanleitungen sollen so gestaltet sein, dass die benötigten Informationen leicht auffindbar, kurz beschrieben und auf den Punkt bezogen sind.

Abb. 5.4 Heuristiken zur Evaluation von Medizintechnik

Beim **Gedanklichen-Durchschreiten** verfolgen ausgewählte Experten mental die Arbeitsschritte eines Benutzers beim Erfüllen einer Arbeitsaufgabe. Hierzu werden den Experten typische Handlungsabläufe vorgegeben, die ein Benutzer bei der Bedienung durchlaufen muss. Zusätzlich erhalten sie eine detaillierte Beschreibung des Produktes (z. B. in Form eines Mockup oder Prototypen) um zu überprüfen, ob den vorgegebenen Abläufen tatsächlich vom Benutzer gefolgt werden kann bzw. an welchen Stellen der Bedienung potentielle Probleme zu erwarten sind. Für mögliche Bedienschwachstellen werden die Ursachen benannt. Um das Vorgehen zu erleichtern, erhalten die Experten genaue Angaben über die Zielgruppe und die typischen Einsatzbedingungen.

Die Methode basiert auf Forschungsergebnissen von Lewis et al. [57], die davon ausgehen, dass der überwiegende Teil der Benutzer die Anwendung eines neuen Produktes bevorzugt explorativ, d. h. durch schrittweises Ausprobieren, erlernt. Sie konzentriert sich daher weniger auf das Produkt, sondern mehr auf die gedanklichen Prozesse des Anwenders bei der Bedienung. Während der Evaluation notieren die Experten alle erforderlichen Informationen, die notwendig sind, um eine Handlung erfolgreich zu bewältigen. Ebenfalls aufgelistet werden alle Aktionen, die zu einer möglichen Fehlbedienung führen können.

Mit Hilfe eines Cognitive-Walkthrough können ca. 50% aller Bedienprobleme ermittelt werden. Die eingeschränkte Zahl an ermittelbaren Bediendefiziten, der relativ geringe Bearbeitungsaufwand und die Möglichkeit, Evaluationen bereits an sehr einfachen Simulationen einer Benutzungsoberfläche durchzuführen, qualifizieren den Cognitive-Walkthrough besonders für einen Einsatz in frühen Produktentwicklungsphasen [90, 120].

Im weiteren Sinne stellen auch **Checklisten** eine Form der Expertenbefragung dar. In ihnen wird durch ein gezieltes Fragen auf wichtige Usability-Attribute hingewiesen. Hierbei steht nicht die Reaktion – also die Antwort – des Befragten im Mittelpunkt des Interesses, sondern mehr das gezielte Hinweisen auf bedienkritische Gestaltungsmerkmale. Checklisten werden häufig im Bereich der industriellen Produktentwicklung eingesetzt und sind auf die spezifischen Anforderungen des Herstellers abgestimmt. Ein wesentlicher Vorteil von Checklisten ist, dass für deren Anwendung keine speziellen Kenntnisse erforderlich sind.

Hauptanwendungsgebiet sind Konstruktions- und Entwicklungsabteilungen, in denen Produktentwickler durch den Einsatz von Checklisten möglichst früh auf potentielle Bediendefizite eines Produktes hingewiesen werden sollen [3, 70, 105, 112].

5.2.4 Feldbeobachtung

Unter Feldbeobachtung wird die Beobachtung und Analyse von Arbeitsprozessen in der realen Arbeitsumgebung verstanden. Der Ablauf der Handlungen soll dabei durch die Beobachter so wenig wie möglich beeinflusst werden. Daher kommen im Bereich des Usability-Engineering primär offene, nicht teilnehmende Fremdbeobachtungen zur Anwendung. Mit Hilfe von Feldbeobachtungen können wichtige Informationen zur Anwendungsumgebung und Anwendungssituation, ökonomische und organisatorische Randbedingungen und andere Kontextfaktoren erhoben werden. Sie sind explorativ und werden häufig zu Beginn einer Produktentwicklung eingesetzt.

Ergänzend können unterschiedliche Arbeitsanalyseverfahren das Aufnehmen und Strukturieren von Informationen unterstützen und erleichtern. Für die Durchführung von Feldbeobachtungen sind besonders Doppelexperten geeignet, die sowohl über Kenntnisse der Ergonomie, als auch über ein erforderliches Domänenwissen (z. B. Medizin) aus dem Untersuchungsbereich verfügen [21, 54, 96].

Eine an die Feldbeobachtung angelehnte Methode ist die **Strukturierte-Feldforschung** (engl. Context-Inquiry), bei der die Beobachtung mit Benutzerinterviews kombiniert wird. Der Benutzer wird dabei zum Partner im Entwicklungsteam und somit unmittelbar in die Produktentwicklung einbezogen. Dadurch verliert die Methode auf Dauer ihren experimentellen Charakter für die Teilnehmer, wodurch typische Versuchsstörgrößen[1] reduziert werden können. Stukturierte-Feldforschung dient der explorativen Datenerhebung und wird bevorzugt dann eingesetzt, wenn die Anwendungsumgebung einen starken Einfluss auf die Produktgestaltung hat. Ihr Einsatz steht meist am Anfang der Produktentwicklung und erfordert einen entsprechend vorbereiteten und erfahrenen Versuchsleiter [7, 23, 45].

5.2.5 Benutzertest – Usability-Test

Bei Benutzertests oder Usability-Tests werden in einer Laborumgebung Produkte oder Produktprototypen mit Hilfe von Benutzern evaluiert. Hierzu werden in Anwendungsszenarien die zu untersuchende Arbeitsaufgabe und die Umgebungssituation der Produktanwendung simuliert. In einer Strukturanalyse werden zuvor einzelne Handlungen ermittelt, die zum Bewältigen der Arbeitsaufgabe vom Probanden ausgeführt werden müssen. Dadurch ist es möglich, komplexe Bedienabläufe auf einfache Arbeitsschritte zu reduzieren und diese gezielt zu untersuchen.

Während des Versuchs wird das Erfüllen oder Abarbeiten der einzelnen Handlungen beobachtet, dokumentiert und anschließend bewertet. Von besonderem Interesse ist das Auftreten von Fehlbedienungen, einer unsicheren oder probierenden Gerätebedienung oder langen Bearbeitungszeiten, da diese Aufschluss darüber geben, bei welchen Handlungen Bediendefizite vorliegen. Anhand der aufgetretenen Defizite kann darauf zurückgeschlossen werden, welche Elemente einer Bedienoberfläche ggf. zu überarbeiten sind. Hierbei sind die Häufigkeit, das Ausmaß und die Auswirkung eines auftretenden Bediendefizits zu berücksichtigen, da diese Angaben einen wichtigen Anhaltspunkt für die Priorität der erforderlichen Korrektur liefern.

Basiert die Bewertung auf einer reinen Verhaltensbeobachtung der Probanden, muss zuvor eine Taxonomie relevanter Ereignisse festgelegt werden, die als Bewertungsmaßstab für die Einordnung des beobachteten Benutzerverhaltens dient [43, 82, 96, 101, 123].

Zur Versuchsdokumentation eignet sich eine Videoaufzeichnung, welche die Interaktion des Probanden mit der Bedienoberfläche des Produktes dokumentiert. Dadurch ist gewährleistet, dass keine Daten verloren gehen und der Versuch zu einem späteren Zeitpunkt detailliert ausgewertet werden kann. Zusätzlich sollte das

[1] Typische Versuchsstörgrößen sind z. B. der von Rosenthal beschriebene Effekt der Versuchsbeeinflussung durch den Versuchsleiter (Rosenthaleffekt) [128] oder der Hawthorneeffekt, bei dem durch das Bewusstsein, Teilnehmer einer wissenschaftlichen Untersuchung zu sein, das Verhalten der Versuchspersonen beeinflusst wird [8].

Verhalten der Versuchsperson im Versuchsumfeld aufgezeichnet werden, um plötzlich auftretende, unvorhersehbare Ereignisse und ihre Auswirkung auf den Versuchsablauf bewerten zu können. Bei der Videodokumentation sollte berücksichtigt werden, dass der zeitliche Aufwand für das Auswerten der Aufnahmen leicht das drei- bis zehnfache der Aufnahmezeit betragen kann.

Bei der Auswahl der Probanden ist darauf zu achten, dass diese die spätere Benutzergruppe möglichst gut repräsentieren, da eine falsche Auswahl von Versuchspersonen die Ergebnisse des Tests verfälschen oder völlig in Frage stellen kann. Die Qualität der erzielten Ergebnisse ist allgemein umso besser, je genauer sich die fokussierte Benutzergruppe von der Allgemeinbevölkerung abgrenzen lässt [50, 95, 102, 106, 113].

Eine besondere Variante des Benutzertests ist die Technik des **Lauten-Denkens** (engl. Think-Aloud-Technique oder Verbal-Protocol). Wird ein Usability-Test als reine Beobachtungsstudie durchgeführt, besteht die Gefahr, dass die eigentliche Intention des Benutzers durch den Versuchsleiter falsch oder unvollständig interpretiert wird. Dieses Risiko ist umso größer, je erfahrener die Versuchsperson im Umgang mit dem untersuchten Produkt ist und umso mehr Expertenwissen zum Durchführen der Arbeitsaufgabe erforderlich ist. Um genauere Informationen über das Verhalten des Benutzers zu erlangen wird dieser gebeten, während der Bedienung eines Produktes laut zu denken[2]. Dem Versuchsleiter wird so die Möglichkeit gegeben, einen Eindruck von der Vorgehensstrategie des Probanden zu erhalten. Allerdings besteht die Gefahr, dass durch die Aufmerksamkeit, die der Benutzer für das Laute Denken aufwendet, die Interaktion mit dem Produkt beeinflusst wird [58, 87, 125].

Bei Benutzertests sollte im Anschluss an den Versuchsablauf durch eine Befragung der persönliche Eindruck der Versuchspersonen erfasst werden, um ergänzende Informationen zu den beobachteten Bedieninteraktionen zu erhalten. Alternativ kann eine Konfrontation der Probanden mit den Versuchsaufzeichnungen – Videokonfrontation – genauere Informationen zu beobachteten Bediendefiziten geben.

Vor der eigentlichen Studie muss zwingend ein Vortest durchgeführt werden, um das Versuchsdesign, die Verständlichkeit der Aufgabenbeschreibung, der Fragebögen und die Aussagekraft des verwendeten Bewertungsmaßstabs zu überprüfen [71].

Benutzertests gehören zu den gängigsten und zuverlässigsten Methoden, um die Usability eines Gerätes zu ermitteln [4, 24, 86, 98, 123].

Ihr wichtigster Vorteil ist die genaue Kontrolle aller Umgebungsfaktoren, wodurch typische Störgrößen aus der Arbeitsumgebung weitgehend ausgeschaltet werden und eine gute Validität und Vergleichbarkeit der erzielten Ergebnisse erreicht wird.

Darüber hinaus ist es möglich, im Labor Anwendungssituationen zu simulieren, die in der Realität nur selten auftreten und entsprechend schwer zu beobachten sind (z. B. Störfälle).

---

[2] Als besondere Variante der Think-Aloud-Technique kann der Benutzer auch aufgefordert werden, sein Vorgehen und Handeln während des Versuchsablaufs direkt zu kommentieren, wodurch die Versuchsdurchführung allerdings stärker beeinflusst wird.

Bei Benutzertests ist es möglich, bereits mit 4–5 Versuchspersonen ca. 80% der Bedienschwachstellen eines Produktes zu ermitteln. Bei weiteren Benutzern sinkt die Zahl der zusätzlich ermittelten Defizite. Besonders schwerwiegende Bedienprobleme werden bereits mit einigen, wenigen Probanden entdeckt. Da für einen Benutzertest zumindest ein Prototyp eines Produktes erforderlich ist, kann diese Methode erst relativ spät im Entwicklungsprozess eingesetzt werden [19, 117, 122].

5.2.6 Daten Aufzeichnung

Daten-Aufzeichnungen (engl. Data-Login oder Logfiles) werden verwendet, um die Benutzerinteraktionen mit einem Produkt zu dokumentieren und einer späteren Auswertung zur Verfügung zu stellen. Die Methode ist gut geeignet, um Aussagen über die Häufigkeit und Dauer von bestimmten Anwendungsfunktionen zu erhalten und liefert damit auch Informationen zur Funktionalität eines Produktes. Zu den Vorteilen gehört, dass die Datenerhebung die reale Arbeitssituation nicht beeinflusst und sogar unbemerkt und anonym durchgeführt werden kann. Größter Nachteil ist das zusätzlich erforderliche Dokumentieren des Anwendungskontexts. Dadurch wird der Einsatz der Methode weitgehend auf den Bereich der Softwareentwicklung beschränkt, da hierbei unter Umständen die Arbeitsaufgabe anhand der durchgeführten Interaktionen nachvollzogen werden kann. Daten-Aufzeichnung wird meist als zusätzliche Informationsquelle in Kombination mit anderen Usability-Methoden eingesetzt (z. B. Feldbeobachtung, Usability-Tests etc.) [18].

5.3 Qualitätskriterien beim Einsatz von Usability-Methoden

Die Ergebnisqualität einer Usability-Methode kann anhand ihrer Testgüte beurteilt werden. Diese ergibt sich aus der Objektivität, Reliabilität und Validität der eingesetzten Erhebungsmethode und der Versuchsdurchführung.

Objektivität beschreibt die Fähigkeit, beim Einsatz einer Usability-Methode durch unterschiedliche Versuchsleiter im gleichen Anwendungskontext konstante Ergebnisse zu erzielen. D. h., die Ergebnisse sind unabhängig vom Anwender des Verfahrens. Man unterscheidet Durchführungsobjektivität, Auswertungsobjektivität und Interpretationsobjektivität. Die Durchführungsobjektivität stellt sicher, dass die Datenerhebung nicht durch den Versuchsleiter beeinflusst wird. Zum Gewährleisten der Durchführungsobjektivität müssen beispielsweise alle Probanden in der gleichen Art und Weise in den Versuchsablauf eingewiesen werden. Eine gute Durchführungsobjektivität wird primär durch eine standardisierte Versuchsdurchführung erreicht.

Auswertungsobjektivität beschreibt die Unabhängigkeit der Ergebnisse einer Usability-Methode von der persönlichen Interpretation des Beurteilers. Sie ist in der Regel umso höher, je klarer und eindeutiger die Ergebnissaussagen formuliert sind. So ist beispielsweise die Auswertungsobjektivität eines Multiple-Choice-Fragebogens höher zu bewerten als die einer Mitschrift eines narrativen Interviews.

In Analogie soll die Interpretationsobjektivität helfen, individuelle Auslegungen einzelner Ergebnisse auf ein mögliches Minimum zu reduzieren. Die Beurteilung der erhobenen Daten soll dazu möglichst nur auf der Grundlage allgemein anerkannter Vergleichswerte oder vorgegebener Standards erfolgen [128].

Die Reliabilität oder Zuverlässigkeit eines Usability-Verfahrens kennzeichnet den Grad der Genauigkeit, mit dem ein geprüftes Merkmal gemessen wird. Kennzeichnend ist die Fähigkeit der Usability-Methode, bei wiederholter Anwendung im gleichen Kontext dasselbe Ergebnis zu produzieren. Die Reliabilität ist umso besser, je kleiner der zu einem Messwert gehörende Fehleranteil ist. Die Reliabilität einer Usability-Methode wird verbessert, wenn die Untersuchungsbedingungen standardisiert sind, die Quellen unerwünschter Variation kontrolliert werden und wenn so viele Daten erhoben werden, dass einzelne, atypische Ergebnisse den Gesamteffekt nicht verzerren. Dabei gibt die Retest-Reliabilität die Genauigkeit an, mit der ein Verfahren, in zwei mit einem zeitlichen Abstand durchgeführten Messungen, konstante Ergebnisse liefert. Die Paralleltest-Reliabilität beschreibt die Übereinstimmung von zwei verschiedenen Usability-Methoden beim Messen der gleichen Indikatoren [8].

Die Validität oder Gültigkeit einer Usability-Methode gibt an, wie gut das Verfahren in der Lage ist, genau das Merkmal zu erfassen, das gemessen werden soll. Man unterscheidet hierbei Inhalts-, Kriteriums- und Konstruktvalidität.

Inhaltsvalidität ist gegeben, wenn der Inhalt der Test Items das zu messende Konstrukt in seinen wichtigsten Aspekten erschöpfend erfasst. So hätte z. B. ein Test zur Erfassung der Kenntnisse in den Grundrechenarten wenig Inhaltsvalidität, wenn er keine Aufgaben zur Multiplikation enthält.

Kriteriumsvalidität liegt dann vor, wenn das Testergebnis möglichst hoch mit einem Außenkriterium korreliert, das mit dem Konstrukt, das ein Verfahren erfassen soll, in Zusammenhang steht (z. B. die Korrelation von Intelligenz- und Schulleistungstest) [8]. In Analogie ist die Konstruktvalidität eines Verfahrens gegeben, wenn das Testergebnis mit anderen Indikatoren des gleichen Konstrukts hoch korreliert, mit Indikatoren für ein anderes Konstrukt aber gering [8, 128].

Zwischen den drei Testgütekriterien Objektivität, Reliabilität und Validität besteht ein enger Zusammenhang. So ist Objektivität beispielsweise eine wichtige Voraussetzung für Reliabilität und Validität. Validität wiederum erfordert eine ausreichend hohe Reliabilität. Reliabilität ist allerdings keine Voraussetzung für Validität.

Ist die Objektivität eines Usability-Verfahrens z. B. durch eine unzureichende Standardisierung des Versuchsverlaufes beeinträchtigt, führt dies immer auch zu einer verminderten Reliabilität und einer eingeschränkten Validität der Ergebnisse.

Literatur

[1] Abele A, Stief M, Andrä M (1999) Zur ökonomischen Erfassung beruflicher Selbstwirksamkeitserwartungen – Neukonstruktion einer BSW-Skala. Zeitschrift für Arbeits- und Organisationspsychologie 43:145–151

[2] Adler PS, Winograd TA (1992) Usability, Turning Technologies Into Tools. New York, Oxford

[3] Apple Computer Inc. (1994) Mac OS 8 and 9 Developer Documentation. http://developer.apple.com/techpubs/macos8/mac8.html. Entnommen: 19.02.02
[4] Aucella AF (1994) Improving Ultrasound Systems by User-Centred Design. Nashville (TE), Human Factors and Ergonomic Society, pp. 705–709
[5] Backhaus C, Friesdorf W (2002) Usability-Engineering in der Medizintechnik. In: Friesdorf W, Göbel M (Hrsg.) Effizienz steigern in OP und Intensiv. Berlin, TU-Press
[6] Backhaus C, Papanikolaou M, Kuhnigk S, Friesdorf W (2001) Usability-Engineering – Eine Methodenübersicht zur anwendergerechten Gestaltung von Medizinprodukten. mt-Medizintechnik 121:133–138
[7] Beyer H (2002) Contextual Design – How we Design. http://www.incent.com/cd/cdp.html. Entnommen: 13.11.02
[8] Bortz J, Döring N (1995) Forschungsmethoden und Evaluation für Sozialwissenschaftler. Berlin, Springer
[9] Brooke J (1996) SUS – Quick and Dirty Usability Scale. In: Jordan PW, Thomas B, Weerdmeester BA, McClelland IL (Hrsg.) Usability-Evaluation in Industry. London, Taylor & Francis
[10] Bruggemann A, Groskurth P, Ulich E (1975) Arbeitszufriedenheit. Bern, Huber
[11] Bundesanstalt für Arbeitsschutz und Arbeitsmedizin (2003) Methodentoolbox. http://baua.de/toolbox/static/uebersicht.htm. Entnommen: 5.11.03
[12] Büssing A, Glaser J (2002) Das Tätigkeits- und Arbeitsanalyseverfahren für das Krankenhaus, Selbstbeobachtungsversion. Göttingen, Hogrefe
[13] Büssing A, Glaser J (1999) Tätigkeits- und Arbeitsanalyseverfahren für das Krankenhaus – TAA-KH. In: Dunckel H (Hrsg.) Handbuch psychologischer Arbeitsanalyseverfahren. Zürich, Vdf-Hochschulverlag
[14] Büssing A, Glaser J, Höge T (2002) Handbuch zur Erfassung und Bewertung psychischer Belastungen bei Beschäftigten im stationären Pflegebereich. Bremerhafen, Wirtschaftsverlag
[15] Büssing A, Glaser J, Höge T (2002) Screening psychischer Belastungen in der stationären Krankenpflege. Bremerhafen, Wirtschaftsverlag
[16] Buttler KA (1985) Connecting Theory and Practice – A Case Study of Archieving Usability Goals. New York, ACM
[17] Carroll JM, Rosson NB (1985) Usability Specifications as a Tool in Iterative Development. In: Hartson HR (Ed.) Advances in Human-Computer Interaction. Norwood (NJ), Ablex
[18] Conyer M (1995) User and Usability Testing – How It Should be Undertaken. Australian Journal of Educational Technology 11:38–51
[19] Desurvire HW (1994) Faster, Cheaper!! Are Usability Inspection Methods as Effective as Empirical Testing? In: Nielsen J, Mack RL (Eds.) Usability-Inspection-Methods. New York, John Wiley & Sons
[20] Dhillon BS (1986) Human Reliability with Human Factors. New York, Pergamon Press
[21] Diaper D (1989) Task Observation for Human-Computer Interaction. In: Diaper D (Ed.) Task Analysis for Human-Computer Interaction. Chichester, Ellis Horwood
[22] DIN EN ISO 9241-10 (1996) Ergonomische Anforderungen für Bürotätigkeiten mit Bildschirmgeräten, Teil 10 Grundsätze der Dialoggestaltung. Berlin, Beuth
[23] Dumas J, Redish JC (1993) A Practical Guide to Usability-Testing. Norwood (NJ), Ablex
[24] Dumas JS (1996) The Process of Human Factors Engineering – Usability-Testing. In: AAMI/FDA (Ed.) Human Factors in Medical Devices – Design, Regulation, and Patient Safety. Arlington (VA), AAMI
[25] Dunckel H, Volpert W, Zölch M, Kreutner U, Pleiss C, Hennes K, Oesterreich R, Resch M (1993) Kontrastive Aufgabenanalyse im Büro – Der KABA-Leitfaden. Zürich, Vdf-Hochschulverlag
[26] Eichinger A (2000) Usability. http://pc1521.psychologie.uni-regensburg.de/student2001/skripten/zimmer/usability.html. Entnommen: 05.01.00
[27] Flanagan JC (1954) The Critical Incident Technic. Psychological Bulletin 51:28–35

[28] Frieling E (1999) Tätigkeitsanalyseinventar – TAI. In: Dunckel H (Hrsg.) Handbuch psychologischer Arbeitsanalyseverfahren. Zürich, Vdf-Hochschulverlag
[29] Gediga G, Hamborg KC, Willumeit H (2002) IsoMetrics, ein Werkzeug zur Messung der Benutzungsfreundlichkeit von Dialogsystemen nach ISO 9241. http://www.psycho.uni-osnabrueck.de/isometer/onlinehb/feature.html. Entnommen: 08.11.02
[30] Gilb T (1994) The „Impact Analysis Table" Applied to Human Factors Design. London, Proceedings of the Interact 1994, 2:97–101
[31] Göbel M, Backhaus C, Friesdorf W (2002) Ergonomische Aspekte in der Intensivpflege. In: Neander KD, Meyer G, Friesacher H (Hrsg.) Handbuch der Intensivpflege. Landsberg/Lech, Ecomed
[32] Good M (1985) The Iterative Design of a New Text Editor. Santa Monica (CA), Proceedings of the Human Factors Society, pp. 241–246
[33] Good M, Spine TM, Whiteside J, George P (1986) User-Derived Impact Analysis as a Tool for Usability Engineering. New York, Proceedings of CHI´86, pp. 241–246
[34] Gould JD, Lewis C (1983) Designing for Usability – Key Principles and what Designers Think. New York, Proceeding of the CHI´83, pp. 50–53
[35] Grislin M, Kolski C, Angue JC (1995) Human Computer Interface Evaluation in Industrial Complex Systems – A Review of Usable Techniques. Cambridge (MA), Symposium on Analysis, Design and Evaluation of Man Machine Systems, pp. 523–528
[36] Hacker W, Reinhold S (1999) Beanspruchungsscreening bei Humandienstleistungen. Frankfurt, Swets-Test-Service
[37] Held J, Krueger H (1999) Das B-VOR Modell zur Einführung von Systemveränderungen. In: Gesellschaft für Arbeitswissenschaft (Hrsg.) Arbeitsschutz-Managementsysteme – Risiken oder Chancen. Dortmund, GfA-Press
[38] Held J, Krueger H (1999) The Ice-breaking VALAMO – A Tool for Participatory Processes. In: Human Computer Interaction (Hrsg.) Procceedings of the 8th International Conference on Human-Computer Interaction. München, HCI
[39] Held J, Krueger H (1999) Veränderungspotentiale nutzen – Ein Modell der Partizipation. In: Heeg FJ, Kleine G (Hrsg.) Kommunikation und Kooperation. Aachen, Mainz-Verlag
[40] Held J, Krueger H (2001) Wer ist der Experte? – Das B-VOR Modell einer partizipativen Vorgehensweise in der Arbeitsgestaltung. In: Eicker F, Petersen AW (Hrsg.) Mensch-Maschine-Interaktionen – Arbeiten und Lernen in rechnergestützten Arbeitssystemen in der Industrie, Handwerk und Dienstleistungen. Baden-Baden, Nomos
[41] Hewett T (1986) The Role of Iterative Evaluation in Designing Systems for Usability. In: Harrison MD, Monk AF (Eds.) People and Computers – Designing for Usability. Cambridge, University Press
[42] Hewett T, Meadow CT (1986) On Designing for Usability – An Application of four Key Principles. New York, Proceedings of CHI´86, ACM, pp. 247–252
[43] Holz auf der Heide B (1992) Die Bewertung der Benutzerfreundlichkeit von Dialogsystemen. In: Gebert A, Winterfeld U (Hrsg.) Arbeits- Betriebs- und Organisationspsychologie vor Ort. Bad Lauterberg, Deutscher Psychologie Verlag
[44] Hom J (2000) Suggested Reading for Usability-Testing. http://www.best.com/~jthom/usability/biblio.html. Entnommen: 30.05.2000
[45] Hom J (2002) Contextual Inquiry. http://jthom.best.vwh.net/usability/context.htm. Entnommen: 13.11.02
[46] Jeffries RJ, Miller JR, Wharton C, Uyeda KM (1991) User Interface Evaluation in the Real World – A Comparison of Four Techniques. New Orleans, Proceedings of the CHI´91 Conference, ACM, pp. 119–124
[47] Jordan PW (1998) An Introduction to Usability. London, Taylor & Francis
[48] Jordan PW, Thomas B, Weerdmeester BA, McClelland IL (1996) Usability-Evaluation in Industry. London, Taylor & Francis
[49] Karat CM (1994) A Comparison of User Interface Evaluation Methods. In: Nielsen J, Mack RL (Eds.) Usability-Inspection-Methods. New York, John Wiley & Sons

[50] Karat TJ, Campbell R, Fiegel T (1992) Comparison of Empirical Testing and Walkthrough Methods in Uses Interface Evaluation. Monterey, Proceedings of the CHI´92 Conference, ACM, pp. 397–404
[51] Kasielke E, Hänsgen KD (1982) Beschwerden-Erfassungsbogen (BEB). Berlin, Psychodiagnostisches Zentrum der Humbold Universität Berlin
[52] Kirakowski J (1996) The Software Usability Measurement Inventory – Backround and Usage. In: Jordan PW, Thomas B, Weerdmeester BA, McClelland IL (Hrsg.) Usability-Evaluation in Industry. London, Taylor & Francis
[53] Kukla CD, Clemens EA, Morse RS, Crash AD (1992) Designing Effective Systems – A Tool Approach. In: Adler PS, Winograd TA (Eds.) Usability – Turning Technologies into Tools. New York, Oxford University Press
[54] Laurig W (1992) Grundzüge der Ergonomie. Berlin, Beuth
[55] Leitner K, Volpert W, Greiner B, Weber WG, Hennes K (1987) Analyse psychischer Belastung in der Arbeit – Das RHIA-Verfahren. Köln, TÜV Verlag
[56] Leonard D, Rayport JF (1998) Innovative Produkte durch empathische Kundenbeobachtung. Harvard Business Manager 3/1998;68–78
[57] Lewis C, Polson P, Wharton C, Rieman J (1990) Testing a Walkthrough Methodology for Theory-Based Design of Walk-Up-And-Use Interfaces. Seatle, Proceedings of the ACM CHI´90 Conference, ACM, pp. 235–241
[58] Mack RL, Nielsen J (1994) Executive Summary. In: Nielsen J, Mack RL (Eds.) Usability-Inspection-Methods. New York, John Wiley & Sons
[59] Marsolek I, Friesdorf W (2000) TOPICS- Together Optimizing Processes in Clinical Systems. In: Gesellschaft für Arbeitswissenschaft (Hrsg.) Komplexe Arbeitssysteme – Herausforderung für Analyse und Gestaltung. Dortmund, GfA-Press
[60] Marsolek I (2008) Clinical Process Optimization. Saarbrücken, Vdm-Verlag
[61] Marsolek I, Friesdorf W (2001) Prozesse optimieren – Umsetzung in der Klinik. In: Friesdorf W, Göbel M (Hrsg.) Effizienz steigern in OP und Intensiv. Berlin, TU-Press
[62] Marsolek I, Friesdorf W (2002) Remodeling of Work Processes – The TOPICS Method. Journal of Clinical Monitoring and Computing 17:72–73
[63] Marsolek I, Friesdorf W (2001) Improving Process Quality by Analysing and Optimizing Clinical Process Flows Together with the Involved Hospital Staff. Buenos Aires, Proceedings of the ISQua International Conference, p. 90
[64] Marsolek I, Friesdorf W (2001) Improving Process Quality by Systematically Comparing Clinical Process Flows – Results of an International Study. Buenos Aires, Proceedings of the ISQua International Conference, p. 15
[65] Marsolek I, Sander H, Dickhoff A (2001) Unsere Erfahrungen mit der Prozessanalyse auf Intensivstationen. In: Friesdorf W, Göbel M (Hrsg.) Effizienz steigern in OP und Intensiv. Berlin, TU-Press
[66] Maslach L, Jackson SE, Leiter P (1996) The Maslach Burnout Inventory. Paolo Alto (CA), Consulting Psychologists Press
[67] Mayhew DJ (1999) The Usability Engineering Lifecycle. San Francisco (CA), Morgan Kaufmann Publisher Inc.
[68] Mayring P (2000) Qualitative Inhaltsanalyse. http://www.qualitative-research.net/fqs-texte/2-00/2-00mayring-d.pdf. Entnommen: 20.03.03
[69] Metz AM, Roth HJ (1999) Erfassung und Bewertung psychischer Belastungen – Screening pathogener Arbeitsbelastungen. Ergo Med 23:122–126
[70] Microsoft Corporation (2000) The Microsoft Manual of Style for Technical Publication. http://www.microsoft.com/developers/fdsspec/default.htm?fname1501;%20&fsize1501;. Entnommen: 19.09.00
[71] Moll T, Ulich E (1988) Einige methodische Fragen in der Analyse von Mensch-Computer-Interaktionen. Zeitschrift für Arbeitswissenschaft 42:70–76
[72] Nielsen J (1994) Enhancing the Explanatory Power of Usability Heuristics. Boston, Proceedings of the CHI´94 Conference, ACM, pp. 152–158

[73] Nielsen J (1992) Finding Usability Problems to Heuristic Evaluation. Monterey, Proceedings of the CHI'92 Conference, ACM, pp. 373–380
[74] Nielsen J (1995) Getting Usability Used. In: Nordby K, Helmersen PH, Gilmore DJ, Arnesen SA (Eds.) Human Computer Interaction. London, Chapman & Hall
[75] Nielsen J (1994) Guerrilla HCI – Using Discount Usability Engineering to Penetrate the Intimidation Barrier. In: Bias RG, Mayhew DJ (Eds.) Cost-Justifying-Usability. Boston, Academic Press
[76] Nielsen J (1994) Heuristic Evaluation. In: Nielsen J, Mack RL (Eds.) Usability-Inspection-Methods. New York, John Wiley & Sons
[77] Nielsen J (2000) How to Conduct a Heuristic Evaluation. http://www.useit.com/papers/heuristic/heuristic_evaluation.html. Entnommen: 30.05.00
[78] Nielsen J (1990) Paper Versus Computer Implementations as Mockup Scenarios for Heuristic Evaluation. Cambridge, Proceedings IFIP INTERACT'90 Conference, pp. 315–320
[79] Nielsen J (2002) Ten Usability Heuristics. http://www.useit.com/papers/heuristic/heuristic_list.html. Entnommen: 13.11.2002
[80] Nielsen J (1992) The Usability-Engineering-Lifecycle. IEEE Computer 22:12–22
[81] Nielsen J (1993) Usability Engineering. London, Academic Press
[82] Nielsen J (2002) Usability Laboratories – A Survey. http://www.useit.com/papers/uselabs.html. Entnommen: 23.11.02
[83] Nielsen J (1989) Usability-Testing at a Discount. In: Salvendy G, Smith MS (Eds.) Designing and Using Human-Computer Interfaces and Knowledge Based Systems. Amsterdam, Elsevier
[84] Nielsen J, Molich R (1990) Heuristic Evaluation of User Interfaces. Seatle, Proceedings of the CHI'90 Conference, ACM, pp. 249–256
[85] Nielsen J, Molich R (1990) Improving a Human-Computer Dialog. Communications of the ACM 33:338–348
[86] Nielsen J, Phillips V (1993) Estimating the Relative Usability of Two Interfaces – Heuristic, Formal, and Empirical Methods Compared. New York, Proceedings of the INTERCHI'93 Conference, ACM, pp. 214–221
[87] Nisbett RE, Wilson TD (1977) Telling More Then We Can Know – Verbal Reports on Mental Processes. Psychological Review 84:231–259
[88] Oppermann R (1988) Softwareergonomische Evaluationsverfahren. In: Balzer H (Hrsg.) Einführung in die Softwareergonomie. Berlin, Walter de Gruyer
[89] Oppermann R, Reiterer H (1994) Softwareergonomische Evaluation. In: Eberleh E, Oberquelle H, Oppermann H (Hrsg) Einführung in die Softwareergonomie. Berlin, Walter de Gruyer
[90] Polson PG, Lewis C, Rieman J, Wharton C (1992) Cognitive-Walkthroughs – A Method for Theory-Based Evaluation of User Interfaces. International Journal of Man-Machine-Studies 36:741–773
[91] Preim B (1999) Entwicklung interaktiver Systeme – Grundlagen, Fallbeispiele und innovative Anwendungsfelder. Berlin, Springer
[92] Prümper J, Anft M (1993) Die Evaluation von Software auf Grundlage des Entwurfs zur internationalen Ergonomie-Norm ISO 9241, Teil 10 als Beitrag zur partizipativen Systemgestaltung – ein Fallbeispiel. Berlin, Data Train
[93] Richter P, Hemmann E, Merboth H, Fritz S, Hänsgen C, Rudolf M (2000) Das Erleben von Arbeitsintensität und Tätigkeitsspielraum – Entwicklung und Validierung eines Fragebogens zur orientierenden Analyse (FIT). Zeitschrift für Arbeits- und Organisationspsychologie 44:129–139
[94] Rohmert W, Landau K (1979) Das arbeitswissenschaftliche Erhebungsverfahren zur Tätigkeitsanalyse (AET). Bern, Hans Huber
[95] Rosenbaum S (1989) Usability-Evaluations Versus Usability-Testing – When and Why? Transactions on Professionnel Communication 32:210–216
[96] Rowley DE (1994) Usability-Testing in the Field – Bringing the Laboratory to the User. Boston, Proceedings of the CHI'94 Conference, ACM, pp. 252–257

[97] Rubin J (1994) Handbook of Usability-Testing – How to Plan, Design and Conduct Effective Tests. New York, John Willey & Sons
[98] Sawyer D (2002) Do it by Design – An Introduction to Human Factors in Medical Design. http://www.fda.gov/cdrh/humfac/doit.html. Entnommen: 22.11.02
[99] Scapin DL, Berns T (1997) Usability-Evaluation Methods. Behaviour & Information Technology 16:185–187
[100] Schaarschmidt U, Fischer A (1996) AVEM – Arbeitsbezogenes Verhaltens- und Erlebensmuster. Frankfurt, Swets Test Service
[101] Schmidt WD (1998) Gebrauchstauglichkeitsuntersuchungen – Die Methode und ihre Auswirkungen. In: Keck W (Hrsg.) Anwender- und Anwendungstauglichkeit medizintechnischer Geräte. Berlin, VDE
[102] Schoormans J, Orrt R, deBont, C (1995) Enhancing Concept Test Validity by Using Expert Consumers. Journal of Production and Innovation in Management 12:153–162
[103] Semmer NK, Zapf D, Dunckel H (1999) Instrument zur Stressbezogenen Arbeitsanalyse (ISTA). In: Dunckel H (Hrsg.) Handbuch psychologischer Arbeitsanalyseverfahren. Zürich, Vdf-Hochschulverlag
[104] Shackel B (1984) The Concept of Usability. In: Bennett J, Case D, Sandelin J, Smith M (Eds.) Visual Display Terminals. Prentice-Hall (NJ), Englewood Cliffs
[105] Smith LS, Mosier JN (2003) Guidelines for Designing User Interface Software. http://www.hcibib.org/sam/. Entnommen: 22.09.03
[106] Spool JM, Snyder C, Robinson M (1996) Smarter Usability-Testing – Practical Techniques for Developing Products. Common Ground, Proceedings of the CHI´96 Conference, ACM, pp. 365–366
[107] Stanton N, Young M (1998) Is Utility in the Mind of the Beholder? – A Study of Ergonomics Methods. Applied Ergonomics 29:41–54
[108] Stanton NA, Baber C (1994) A Pragmatic Approach to the Design an Evaluation of User Interfaces. Warwick, University of Warwick
[109] Stanton NA, Baber C (1996) Factors Affecting the Selection of Methods and Techniques Prior to Conducting a Usability-Evaluation. In: Jordan PW, Thomas B, Weerdmeester BA, McClelland IL (Eds.) Usability-Evaluation in Industry. London, Taylor & Francis
[110] Stoessel S (2002) Methoden des Testing im Usability Engineering. In: Beier M, Gizycki vV (Hrsg.) Usability – Nutzerfreundliches Web-Design. Berlin, Springer
[111] Strom O, Ulich E (1999) Ganzheitliche Betriebsanalyse unter Berücksichtigung von Mensch, Technik, Organisation – MTO-Analyse. In: Dunckel H (Hrsg.) Handbuch psychologischer Arbeitsanalyseverfahren. Zürich, Vdf-Hochschulverlag
[112] Sun Microsystems Inc. (1999) Java – Look and Feel Design Guidelines. http://java.sun.com/products/jlf/ed1/dg/higtitle.alt.htm. Entnommen: 19.02.2002
[113] Traub D (1995) Design von Benutzeroberflächen und deren Bewertung. In: Hubka V (Hrsg.) Proccedings of the International Conference on Engineering Design – ICED ´95. Prag, Heuristica S. 1191–1196
[114] Udris I, Rimann M (1999) SAA und SALSA – Zwei Fragebögen zur subjektiven Arbeitsanalyse. In: Dunckel H (Hrsg.) Handbuch psychologischer Arbeitsanalyseverfahren. Zürich, Vdf-Hochschulverlag
[115] Ulich E (2003) Arbeitspsychologie in Krankenhaus und Praxis – Arbeitsbedingungen, Belastungen, Ressourcen. Bern, Hans Huber
[116] Vianen vE, Thomas B, Nieuwkasteele vM (1996) A Combined Effort in the Standardization of User Interface Testing. In: Jordan PW, Thomas B, Weerdmeester BA, McClelland IL (Eds.) Usability-Evaluation in Industry. London, Taylor & Francis
[117] Virzi RA (1992) Refining the Test Phase of Usability-Evaluation – How Many Subjects is Enough (1992). Human Factors 34:457–468
[118] Virzi RA (1997) Usability Inspection Methods. In: Helander MG, Landauer TK, Prabhu, PV (Eds.) Handbook of Human Computer-Interaction. Amsterdam, Elsevier

[119] Volpert W, Oesterreich R, Gablenz-Kolakovic S, Krogoll T, Resch M (1983) Verfahren zur Ermittlung von Regulationserfordernissen in der Arbeitstätigkeit (VERA). Köln, TÜV Verlag
[120] Wharton C, Bradford J, Jeffries R, Franzke M (1992) Applying Cognitive-Walkthroughs to More Complex User Interfaces – Experiences, Issues and Recommendations. Monterey, Proceedings of the CHI´92 Conference, ACM, pp. 381–388
[121] Whiteside J, Bennett J, Holtzblatt K (1988) Usability Engineering – Our Experience and Evolution. In: Helander M (Ed.) Handbook of Human-Computer Interaction. Amsterdam, North-Holland
[122] Wiklund ME (1993) How to Implement Usability Engineering. Medical Device and Diagnostic Industry 15:68–73
[123] Wiklund ME (1993) Usability-Tests of Medical Products as a Prelude to the Clinical Trail. Medical Device and Diagnostic Industry 15:177–181
[124] Wiklund ME (1994) Usability in Practice – How Companies Develop User-Friendly Products. Boston, Academic Press
[125] Wilson J, Corlett N (1995) Evaluation of Human Work. London, Taylor & Francis
[126] Witzel A (1985) Das problemzentrierte Interview. In: Jüttemann G (Hrsg.) Qualitative Forschung in der Psychologie. Weinheim, Beltz
[127] Wixon D, Whiteside J (1985) Engineering for Usability – Lessons from the User Derived. New-York, Proceeding of the ACM Conference of Human Factors in Computing Systems, ACM, pp. 144–147
[128] Zimbardo PG, Gerrig RJ (1996) Psychologie. Berlin, Springer

Kapitel 6
Methodisches Vorgehen in der Praxis

Die Evaluation der Gebrauchstauglichkeit von Medizintechnik ergibt sich aus der Prozessanalyse und der Beurteilung der Usability der eingesetzten Technik.

6.1 Prozessanalyse

Vor der eigentlichen Prozessanalyse erfolgt eine Kurzbeschreibung des betrachteten Arbeitssystems, einschließlich der typischen Systemgrenzen, Schnittstellen und der wesentlichen Umgebungsfaktoren.

Ziel der Analyse ist das Erfassen der klinischen Arbeitsabläufe und Handlungen sowie das Ermitteln der übergeordneten Prozessstruktur.

6.1.1 Partizipative Analyse des Arbeitsprozesses

Zu Beginn der Analyse werden in Gesprächen mit klinischen Anwendern repräsentative Arbeitsprozesse festgelegt, deren Start- und Endpunkte definiert sowie wichtige Schnittstellen zu anderen klinischen Arbeitsprozessen benannt.

Im nächsten Schritt können in einer offenen, nicht teilnehmenden Beobachtung die ausgeführten Tätigkeiten, Handlungen und Entscheidungen innerhalb der Arbeitsprozesse erfasst und visualisiert werden. In Abhängigkeit von der Fragestellung ist es dabei möglich, einzelne Aktivitäten zu übergeordneten Prozessabschnitten (sog. Prozessmodulen) zusammenzufassen. Dadurch lässt sich der Abstraktionsgrad der Analyse schrittweise erhöhen, wodurch die Komplexität des visualisierten Arbeitsprozesses reduziert wird. Durch dieses Vorgehen kann der Detaillierungsgrad einer Prozessanalyse beliebig variiert werden.

Die Dokumentation der beobachteten Prozesse bildet die Grundlage für deren partizipative Analyse. Sie kann mit allen geeigneten Moderationshilfsmitteln (z. B. Meta-Plan-Technik, Flip-Chart, Computer etc.) erfolgen. Ist eine größere Gruppe von Anwendern an der Prozessanalyse beteiligt, empfiehlt es sich, die erfassten Prozessflüsse großflächig als Prozessflussdiagramme darzustellen (z. B. Meta-Plan-

C. Backhaus, *Usability-Engineering in der Medizintechnik*,
DOI 10.1007/978-3-642-00511-4_6, © Springer-Verlag Berlin Heidelberg 2010

Technik) und diese in Einzelinterviews oder Gruppendiskussionen zu besprechen. So können typische Stärken und Schwächen des analysierten Arbeitsprozesses erfasst und in die dargestellten Prozessflüsse eingearbeitet werden.

Das Vorgehen wird iterativ solange durchgeführt, bis die zu analysierenden Arbeitsprozesse mit einer ausreichenden Genauigkeit abgebildet sind. Dieser Zustand ist erreicht, wenn die Gültigkeit von allen Mitarbeitern bestätigt wird. Für die ganzheitliche und vollständige Analyse ist es von Bedeutung, dass möglichst alle am Arbeitsprozess beteiligten Disziplinen (Arzt, Pflegekraft, Reinigungspersonal, Medizintechniker etc.) bei der Partizipation berücksichtigt werden.

Das Ergebnis der Prozessanalyse ist die Beschreibung des untersuchten Arbeitssystems einschließlich seiner Besonderheiten, die Abgrenzung und Beschreibung der untersuchten Arbeitsprozesse und deren vollständige Dokumentation einschließlich der ermittelten Prozessstärken- und schwächen in Prozessflussdiagrammen. Zusätzlich sollte dokumentiert werden, welche Mitarbeiter an der Analyse beteiligt waren.

6.1.2 Prozessvisualisierung

Die Prozessvisualisierung ist sowohl Diskussionsgrundlage als auch Arbeitsgegenstand der partizipativen Prozessanalyse. Sie erfolgt parallel zur Analyse der Arbeitsprozesse und wird iterativ um neue Erkenntnisse und Abläufe ergänzt. Die Visualisierung der Arbeitsprozesse unterstützt das Entwickeln eines gemeinsamen Prozessverständnisses bei den beteiligten Mitarbeitern.

Grundlage für die Visualisierung liefern die erfassten Handlungen, Tätigkeiten und Entscheidungen der durchgeführten offenen, nicht teilnehmenden Beobachtung. Zur Visualisierung sollte eine möglichst einfache, allgemeinverständliche und leicht zu erlernende Symbolik verwendet werden. Hierzu wird die von Marsolek [7] vorgestellte Symbolik zur Prozessvisualisierung angewendet. In Anlehnung an DIN 66001 [3] werden 10 grafische Elemente vorgeschlagen, die speziell auf den Einsatz im klinischen Kontext abgestimmt sind.

In der Darstellung werden chronologisch ablaufende Ereignisse entlang einer horizontalen Zeitachse von links nach rechts abgebildet. Zeitgleich ablaufende Tätigkeiten werden entlang einer vertikalen Achse dargestellt. Neben den beobachteten Aktivitäten können die ausführenden Personen, die Arbeitsumgebung, die Patientenanwesenheit, die verwendeten Dokumente bzw. Dokumentationssysteme, besondere ethische Aspekte und die beobachteten Stärken und Schwächen des Arbeitsablaufs dokumentiert werden. Zusätzlich kennzeichnet ein Symbol Usability relevante Prozessmodule. Die aufgenommenen Daten werden in ein Prozessflussdiagramm eingetragen, das als Grundlage der partizipativen Prozessanalyse dient (Abb. 6.1).

Das Ergebnis sind die in Prozessflussdiagrammen visualisierten und dokumentierten Arbeitsprozesse und das aus der Visualisierung resultierende verbesserte Prozessverständnis der beteiligten Mitarbeiter.

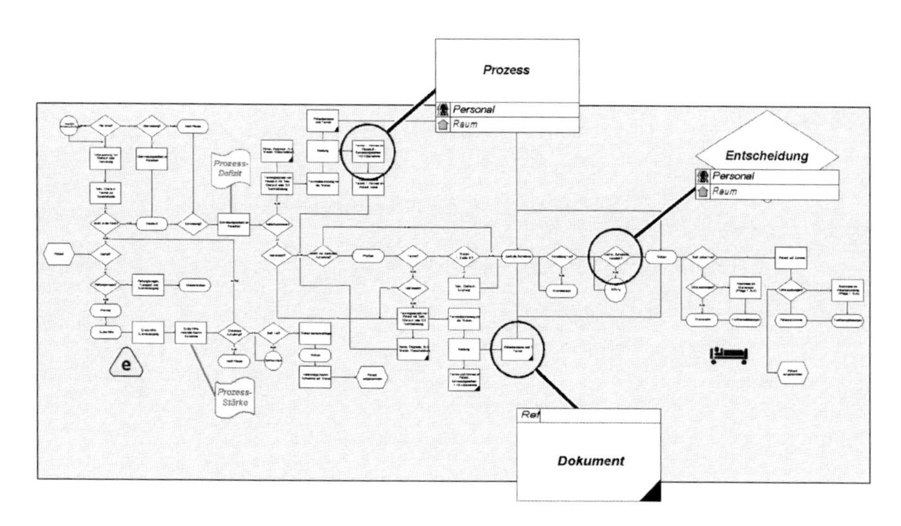

Abb. 6.1 Prozessflussdiagramm zur Analyse und Visualisierung klinischer Arbeitsprozesse [8]

6.1.3 Ermitteln der Prozessunterstützung

Das Ermitteln der Prozessunterstützung erfolgt auf Basis der erstellten Prozessflussdiagramme. In einer weiterführenden Analyse wird für jede Handlung oder jedes Prozessmodul überprüft, ob eine sinnvolle Unterstützung durch den Einsatz von Medizintechnik möglich ist. Dabei ist zu klären, ob einzelne Handlungen oder Abläufe in ihrer effizienten oder effektiven Ausführung verbessert oder sogar substituiert werden können.

Bei der Analyse stellt sich die Frage, ob die Wandlung eines Stoff-, Energie- oder Informationsflusses innerhalb des betrachteten Prozessmoduls mit der Zweckbestimmung des untersuchten Medizinproduktes in einem Zusammenhang steht oder in einen sinnvollen Zusammenhang gebracht werden kann. Ist dies der Fall, kann der betrachtete Abschnitt des Arbeitsprozesses unterstützt werden.

Durch die Vorgehensweise kann sowohl prospektiv der Bedarf für neue Funktionen ermittelt, als auch retrospektiv die Prozessunterstützung bestehender Medizintechnik bewertet werden. Es ist wichtig, sich beim Ermitteln der Prozessunterstützung nicht ausschließlich an bereits bestehenden Funktionen der Medizintechnik zu orientieren, sondern die Möglichkeiten der funktionalen Unterstützung des Arbeitsprozesses durch den Einsatz von Technik neu zu ermitteln. Zur Bewertung der Prozessunterstützung werden drei Kategorien unterschieden (Tab. 6.1).

Die Dokumentation der Prozessunterstützung erfolgt direkt in den Prozessflussdiagrammen durch ein kennzeichnen der zu unterstützenden Prozessmodule – z. B. durch eine farbliche Markierung. Zusätzlich erfolgt die Beschreibung der abgeleiteten Anforderungen. Dies kann z. B. in Form eines Pflichtenheftes zur Produktentwicklung erfolgen.

Tab. 6.1 Bewertungskategorien der Prozessunterstützung

Prozessunterstützung	Merkmal	Wert
voll	Vollständige funktionale Unterstützung durch die eingesetzte Medizintechnik	2
bedingt	Teilweise oder lediglich optional verfügbare funktionale Unterstützung durch die eingesetzte Medizintechnik	1
keine	Keine Unterstützung	0

Das Ergebnis des Vorgehens ist die systematische Erfassung der durch die Medizintechnik zu unterstützenden Prozessabschnitte, sowie die Identifikation und Dokumentation der aktuellen bzw. zukünftig möglichen Prozessunterstützung.

6.2 Usability-Evaluation

Vor der Usability-Evaluation eines Medizingerätes sind typische Anwendungssituationen zu ermitteln, für welche die Interaktionen zwischen Benutzer und Medizintechnik beurteilt werden sollen.

6.2.1 Ermitteln relevanter Anwendungsszenarien

Auf Grundlage der Prozessanalysen werden Usability relevante Prozessabschnitte ermittelt. Dabei sollen sowohl Abschnitte berücksichtigt werden, in denen es zu Routinetätigkeiten mit häufig wiederkehrenden Standardanwendungen – z. B. die Bedienung der Hauptfunktionen eines Gerätes – kommt, als auch Prozessmodule, bei denen ein erhöhtes Fehlbedienungsrisiko zu erwarten ist. Fehlbedienungen sind beispielsweise unterlassene (aber erforderliche) Handlungen am Gerät, fehlerhaft durchgeführte Handlungen oder falsche bzw. unnötiger Weise durchgeführte Bedienhandlungen. Das Risiko einer Fehlbedienung ergibt sich aus der Eintrittswahrscheinlichkeit und der zu erwartenden Auswirkungen (Schadensausmaß).

Auf dieser Grundlage können für klinische Arbeitssysteme folgende Kriterien zur Identifikation Usability relevanter Prozessmodule definiert werden:

1. Tätigkeiten, in denen Interaktionen mit den **Hauptfunktionen** des Gerätes erforderlich sind. Hierzu zählen alle Steuer- und Überwachungsaufgaben eines Medizinproduktes, die unmittelbar zum Erfüllen seiner Zweckbestimmung erforderlich sind. Das Berücksichtigen der Prozessabschnitte, in denen die Hauptfunktionen eines Medizinproduktes bedient werden, dient besonders der vollständigen Evaluation des untersuchten Produktes. Hiervon kann bei Bedarf abgewichen werden (z. B. bei der Überprüfung überarbeiteter Designvarianten etc.).

2. Erschwerte Anwendungsbedingungen für den Einsatz von Medizintechnik, aus denen eine erhöhte **Eintrittswahrscheinlichkeit** für eine Fehlbedienung resultiert. Dazu zählen Anwendungssituationen, in denen die Ressourcen des Anwenders zur Gerätebedienung eingeschränkt sind. Typische Anwendungsfälle sind die erforderliche zeitgleiche Interaktion mit dem Patienten und anderen medizintechnischen Geräten sowie eine zeitkritische Anwendung von Medizintechnik (z. B. Notfalleinsatz, vorhersehbarer kritischer Patientenzustand, erhöhter Dokumentationsbedarf etc.). Zusätzlich stellen Prozessabschnitte mit besonders hoher Interaktionsdichte oder einer stark monitiven Tätigkeit (z. B. Patientenüberwachung) besondere Anforderungen an die Usability.
3. Mit dem Einsatz der Medizintechnik verbundene besondere Gefährdung, die zu einem hohen **Schadensausmaß** bei einer Fehlbedienung führt. Dazu zählen Anwendungssituationen, in denen der Einsatz der Medizintechnik eine direkte und unmittelbare Auswirkung auf den Gesundheitszustand des Patienten, Anwender oder Dritte hat und die über ein entsprechend hohes Gefährdungspotential hinsichtlich einer Fehlbedienung verfügen (z. B. Eingriffe am Zentralen-Nervensystem oder Herz-Kreislaufsystem, unmittelbare Abgabe oder Austausch von Energie oder Stoffen mit dem Kör per des Patienten, invasive Eingriffe am Patienten etc.).

Solche Prozessabschnitte können in den Prozessflussdiagrammen gekennzeichnet und – soweit möglich – zu klinischen Anwendungsszenarien zusammengefasst werden. Dabei ist darauf zu achten, dass möglichst alle Einflussfaktoren des Arbeitssystems erfasst werden, die Auswirkungen auf die Interaktion zwischen Anwender und Medizintechnik haben. Dazu zählen neben typischen Umgebungsfaktoren (Beleuchtung, Klima, Lärm, Arbeitsplatzgestaltung etc.) auch alle Aufgaben und Tätigkeiten, die im Arbeitsablauf erforderlich sind und die Gerätebedienung beeinflussen (z. B. Interaktionen mit anderen Medizingeräten, Interaktion am Patienten, Kommunikation mit Mitarbeitern, Dokumentationstätigkeiten etc.).

Auf Grundlage der erstellten Anwendungsszenarien (Use-Cases) kann die Analyse der Usability erfolgen. Hierzu sind die ermittelten Use-Cases in einzelne Handlungen (Bedienschritte) zu gliedern, die im Rahmen des Usability-Tests bewertet werden.

Wichtig ist: Der Detaillierungsgrad der so ermittelten Handlungen hat eine direkte Auswirkung auf die im Test erzielte Ergebnisqualität. Prinzipiell gilt, je detaillierter ein Anwendungsszenario vorgegeben wird, umso mehr Detaildefizite können ermittelt werden (z. B. unzureichende Beschriftung, zu kleine Tastengröße etc.). Defizite in der Bedienstruktur (z. B. schlecht gestaltete Menüführung etc.) eines Gerätes werden dagegen leichter in weniger detaillierten (abstrakteren) Use-Cases ermittelt.

Das Ergebnis des Vorgehens ist die Identifikation und Dokumentation Usability relevanter Prozessmodule in den Prozessflussdiagrammen. Festgelegte klinische Anwendungsszenarien zur Usability-Evaluation und eine detaillierte Darstellung einzelner Bedienhandlungen.

6.2.2 Methodenauswahl

In Abhängigkeit von der untersuchten Fragestellung erfolgen die Auswahl einer geeigneten Evaluationsmethode und das Festlegen entsprechender Usability-Attribute für die Evaluation der klinischen Anwendungsszenarien.

Wichtige Einflussgrößen für die Methodenauswahl sind das zu erwartende Fehlbedienungsrisiko, die zur Verfügung stehende Bearbeitungskapazität und der Stand der Produktentwicklung bzw. die daraus resultierende Verfügbarkeit von Modellen, Mockups oder Prototypen der zu untersuchenden Medizintechnik.

Anwendungsszenarien mit niedrigen oder mittleren Bedienrisiken (z. B. Routinetätigkeiten, ohne zeitkritische Bedieninteraktionen oder unmittelbare Patientengefährdung) können direkt durch Benutzer- oder Expertenbefragungen evaluiert werden. Benutzerbefragungen eignen sich zusätzlich zum Erfassen von Anwenderanforderungen, besonders in frühen Produktentwicklungsphasen oder – in Kombination mit Benutzertests – um zusätzlich die Anwenderakzeptanz eines Produktes zu erfassen. Liegen bereits Mockups oder Prototypen vor, können potentielle Defizite der Gerätebedienung gut durch Expertenbefragungen ermittelt werden. Sie benötigen im Vergleich zu Benutzerbefragungen einen geringeren Bearbeitungsaufwand, da typischer Weise bereits eine kleine Zahl von Gutachtern eine hohe Zahl potentieller Defizite aufdeckt. Zur Untersuchung von Anwendungsszenarien mit hohem Fehlbedienungsrisiko sind Benutzertests am besten geeignet, da sie die verlässlichste Möglichkeit darstellen, die Benutzungseffektivität eines Gerätes zu beurteilen. Ergänzend sollten immer auch Use-Cases für repräsentative Routineanwendungen anhand von Benutzertests evaluiert werden, um Aussagen zur Benutzungseffizienz eines Produktes zu erhalten. Nachteilig an Benutzertests ist der hohe Aufwand für die Versuchsplanung, Versuchsdurchführung und Versuchsauswertung.

Die Eignung der dargestellten Methoden und die erfassbaren Usability-Attribute sind nachfolgend dargestellt (Tab. 6.2).

Das Ergebnis der Methodenauswahl ist die zur Evaluation festgelegte Usability-Methode (bzw. eine Kombination von Usability-Methoden) und die sich daraus ableitenden Usability-Attribute.

Tab. 6.2 Eignung ausgewählter Methoden im Produktentwicklungsprozess und durch den Methodeneinsatz erfassbare Usability-Attribute

	Eignung			Usability Attribute
	Bedienrisiko	Produkt-entwicklung	Bearbeitungs-aufwand	
Benutzerbefragung	niedrig	früh	mittel	Anwenderakzeptanz, Benutzeranforderungen
Expertenbefragung	mittel	mittel	niedrig	Potentielle Bediendefizite, Ergonomische Gestaltungsdefizite
Benutzertest	hoch	spät	hoch	Bedienfehler und -schwachstellen, Bearbeitungszeiten

6.2.3 Bewertungsmaßstab und Auswertung

Zur Bewertung der Usability ist ein geeigneter Bewertungsmaßstab zu bestimmen, die Stichprobengröße festzulegen und die zu untersuchenden Anwendungsszenarien zu generieren.

Das Festlegen eines Wertebereiches dient zur Klassifikation der untersuchten Usability-Attribute. Ziel dieser Systematisierung ist die transparente und vereinheitlichende Darstellung unterschiedlicher Untersuchungen zur Usability. Da die Ausprägung der Ergebnisse stark von der untersuchten Fragestellung und der eingesetzten Methode abhängt, ist das Bilden eines allgemeingültigen quantitativen Wertebereiches nur schwer möglich. In Anlehnung an DIN 614-1 [2] wird ein qualitativer Bewertungsbereich empfohlen, der in einer dreistufigen Ordinalskala – Ampelschema – das Einordnen der erfassten Usability Kenngrößen erlaubt [1, 14] (Tab. 6.3).

Die ermittelten Test- bzw. Befragungsergebnisse können einer von drei möglichen Stufen zugeordnet werden. Dabei soll das vorgestellte Ampelschema nicht als Selbstzweck, sondern als Werkzeug zur Ergebnissystematisierung verwendet werden. Die Anwendung ist daher nicht zwingend erforderlich und kann bei Bedarf durch ein geeignetes, quantitatives Bewertungsverfahren ersetzt werden.

Vorteil des Ampelschemas ist die leichte und allgemein verständliche Zuordnung der ermittelten Kenngrößen zu den Bewertungsstufen und deren übersichtliche Darstellung. Bereits bestehende Bewertungssysteme lassen sich bei Bedarf problemlos konvertieren. Zur Auswertung von Versuchsdaten können die bewerteten Bedienhandlungen über die Reihe der Versuchspersonen zu Mittelwerten zusammengefasst werden.

Tab. 6.3 Drei-Stufen-Bewertungsverfahren – Ampelschema – als Bewertungsmaßstab zur Usability-Evaluation

Symbol	Beschreibung	Spezifische Merkmale			Wert
		Benutzerbefragung	Expertenbefragung	Benutzertest	
rot	Schweres Bediendefizit, Maßnahmen erforderlich	Zwingende Benutzeranforderung oder unakzeptable Produkteigenschaft	Schwerer ergonomischer Gestaltungsfehler oder -mangel	Schwerer Bedienfehler, Handlungsblockade, lange Bearbeitungszeit	3
gelb	Potentielles Bediendefizit, Maßnahmen sinnvoll	Empfohlene Benutzeranforderung oder störende Produkteigenschaft	Verbesserungswürdige Gestaltung, Komfortproblem	Leichter Bedienfehler, Probierverhalten mit Zielerreichung	2
grün	Kein Bediendefizit, keine Maßnahmen erforderlich	Benutzerwunsch, akzeptable oder positive Produkteigenschaft	Ergonomisch gute oder akzeptable Gestaltung	Sicheres und schnelles ausführen der Interaktion	1

Da es sich beim Ampelschema um eine Bewertungsrangreihe (Ordinalskala) handelt, besteht keine metrische Beziehung zwischen den einzelnen Bewertungsstufen. Bewertungsstufe 1 ist also nicht doppelt so gut wie Bewertungsstufe 2. Der Durchschnittswert eines Testergebnisses sollte daher nicht mit Hilfe eines arithmetischen Mittelwertes berechnet werden. Aufschluss über den Mittelwert der Messreihe gibt der Median ($\bar{x}$), der die am häufigsten erzielte Bewertungsstufe ermittelt, d. h., den Wert ausgibt, der genau in der Mitte der Verteilung der Messwerte liegt. Zum Ermitteln des Medians werden die Bewertungsergebnisse der Größe nach geordnet und die unteren (n – 1)/2 Werte abgezählt (n = Anzahl der Messewerte). Der nächst höhere Wert ist der Median. Haben beispielsweise 5 Versuchspersonen die Bewertungen 1, 1, 2, 3, 3 erhalten, so ist der Median der Messreihe 2.

Bei einer geraden Zahl von Messwerten werden zum Bestimmen des Medians die unteren 50% der Werte abgezählt und das arithmetische Mittel zwischen dem größten der unteren 50% der Messwerte und dem nächst folgendem Messwert gebildet. Haben beispielsweise 6 Versuchspersonen die Bewertungen 1, 1, 2, 3, 3, 3 erhalten, So ergibt sich der Median aus (2+3)/2=2,5 und liegt damit statistisch genau zwischen den Bewertungsstufen 2 und 3.

Im weiteren Vorgehen wird dann immer die höhere (d. h. schlechtere) Bewertungsstufe ausgewiesen, da so in einem Test mehr Bediendefizite ermittelt werden.

Ein weiteres wichtiges Maß zur Beurteilung der Ergebnisse ist deren Streuung. Ein homogenes Gesamtergebnis, bei dem alle Einzelbewertungen gleich oder zumindest sehr ähnlich sind, verfügt nur über eine sehr geringe Streuung. Inhomogene Ergebnisse mit stark unterschiedlichen, weit auseinander liegenden Einzelbewertungen, weisen eine große Streuung auf. Als Maß für die Streuung wird die mittlere Abweichung (engl. mean deviation) der Messergebnisse vom Median ermittelt. Diese berechnet sich wie folgt (Formel 6.1):

$$\mathrm{MD} = \frac{1}{n} \times \sum_{i} (x_i \times \bar{x}) \qquad (6.1)$$

MD:	Mittlere Abweichung	X_i:	Messwert i
n:	Anzahl der Messwerte	$\bar{x}$	Median

6.2.4 *Stichprobenumfang*

Die erforderliche Stichprobengröße für den Einsatz der ausgewählten Methode ist davon abhängig, wie gut die untersuchte Stichprobe durch spezifische Merkmale beschrieben werden kann und wie gut sie sich von der betrachteten Gesamtpopulation (z. B. Gruppe aller Benutzer) abgrenzen lässt. Für eine gut abzugrenzende Stichprobe ist bei gleicher Ergebnisqualität eine geringere Zahl von Versuchsteilnehmern erforderlich als bei einer schlecht zu differenzierenden Gruppe von Anwendern (in Analogie steigt die Ergebnisqualität mit zunehmender Stichprobengröße).

Tab. 6.4 Empfohlene Stichprobengröße für den Einsatz unterschiedlicher Usability-Methoden

	Benutzer-befragung		Experten-befragung		Benutzer-test	
Abgrenzbarkeit der Stichprobe	Einzel-interview	Fokus Gruppe	Heuristic Eval.	Cogn.-Walkthr.	Beob-achtung	Think-Aloud
Gut (z.B. Personal einer med. Fachdisziplin)	7-15	3-5	1-3	1-3	3-5	3-5
Mittel (z.B. med. Personal)	15-30	5-7	3-5	3-5	5-10	5-7
Gering (z.B. Personen aus Gesundheitsdienst)	>30	7-9	5-7	5-7	>10	>7

Um den erforderlichen Bearbeitungsaufwand auf das notwendige Maß zu beschränken wird auf Grundlage der Arbeiten von Nielsen [9, 10, 11], Lewis et al. [5, 6] und Virzi [16] sowie der Beiträge von Stoessel [15] und Preim [13] die empfohlene Stichprobengröße für die Usability-Evaluation im klinischen Kontext ermittelt und in einer Tabelle zusammengefasst (Tab. 6.4).

Die dargestellten Richtwerte gelten für eine normale Produktevaluation im klinischen Kontext. Werden zusätzlich besondere Anforderungen an die erzielte Ergebnisqualität gestellt (z. B. Abschätzen der Bediensicherheit) sollte mindestens der nächst größere Stichprobenumfang ausgewählt werden. In Analogie kann bei geringeren Anforderungen an die Ergebnisqualität (z. B. Evaluation von ersten Gestaltungskonzepten) die Stichprobengröße reduziert werden.

Das Versuchsdesign und die Versuchsdurchführung ergeben sich in Abhängigkeit der ausgewählten Usability-Methode bzw. der ausgewählten Methodenkombination.

Absolut unerlässlich für jede Usability-Evaluation ist das Durchführen eines oder mehrerer Vortests (Pretest), bei denen die Versuchsdurchführung, der Bewertungsmaßstab und die anschließende Interpretation bzw. Auswertung der Ergebnisse überprüft werden muss.

6.3 Zusammenfassende Bewertung der Gebrauchstauglichkeit

Das Bewerten der Gebrauchstauglichkeit erfolgt durch das Zusammenführen der Ergebnisse der Prozessunterstützung und der Usability.

Ziel dabei ist es, die Auswirkungen der ermittelten Defizite auf den Gesamtprozess zu untersuchen und dadurch Aussagen zur Gebrauchstauglichkeit der untersuchten Medizintechnik zu machen. Diese Synthese der Ergebnisse kann sowohl in qualitativer als auch quantitativer Form erfolgen.

Sind in der zuvor beschriebenen Vorgehensweise zum Ermitteln der Prozessunterstützung Prozess- und Benutzeranforderungen ermittelt worden, erfolgt die Synthese dieser Ergebnisse in einer gemeinsamen Anforderungsliste, die für das zu entwickelnde bzw. zu bewertende Produkt erstellt wird.

6.3.1 Qualitative Bewertung der Gebrauchstauglichkeit

In der qualitativen Ergebnissynthese erfolgt das Darstellen der erarbeiteten Defizite zur funktionalen Prozessunterstützung und zur Usability unter Berücksichtigung der Auswirkungen auf den betrachteten Gesamtprozess. Diese Prozessrelevanz wird in Analogie zur Prozessunterstützung in drei Kategorien unterteilt (siehe Tab. 6.5).

Zum Bewerten der Prozessunterstützung werden die funktionale Unterstützung der untersuchten Medizintechnik und die Relevanz des betrachteten Prozessmoduls miteinander verglichen. Nicht oder nur unvollständig unterstützte Prozessmodule, die über eine hohe Prozessrelevanz verfügen, stellen besondere Defizite der Prozessunterstützung dar und sind in der Ergebnisdiskussion entsprechend hervorzuheben, da sie die Gebrauchstauglichkeit eines Produktes besonders negativ beeinflussen.

In Analogie erfolgt die Bewertung der ermittelten Usability-Defizite. Diese ergibt sich aus der ermittelten Bewertungsstufe und der Auswirkung des Defizits auf den Gesamtprozess bzw. des untersuchten Anwendungsszenarios. Die Prozessrelevanz der Usability-Defizite wird in analoger Vorgehensweise zur Prozessrelevanz der Prozessunterstützung beurteilt.

Ergänzend ist zu beachten, dass Defizite, aus denen sich ein Sicherheitsrisiko (z. B. für den Gesundheitszustand des Patienten) ableiten lässt, besonders zu berücksichtigen sind – sog. **Durchschlageffekt** – und in der zusammenfassenden Gesamtbewertung angemessen dargestellt werden müssen [4].

Das Zusammenführen der bewerteten Einzelergebnisse erfolgt deskriptiv und sollte durch geeignete Darstellungsformen (z. B. Tabellen) möglichst übersichtlich gestaltet werden. Im Sinne einer praxisgerechten Vorgehensweise sollte sich die Ergebnisdarstellung auf die Hauptschwachstellen der untersuchten Medizintechnik konzentrieren. In einem Fazit werden realistisch zu eliminierende Defizite in gewichteter Reihenfolge benannt. Auf Grundlage der dargestellten Ergebnisse kann die Gebrauchstauglichkeit der evaluierten Medizintechnik diskutiert werden.

Tab. 6.5 Bewertungsstufen zur Prozessrelevanz

Prozessrelevanz	Merkmal	Wert
Hoch	Funktion oder Teilprozess wird bei jedem Arbeitsablauf benötigt; fehlende Unterstützung verursacht deutlichen Arbeitsmehraufwand für den Anwender	3
Mittel	Funktion oder Teilprozess wird selten bis häufig benötigt, fehlende Unterstützung führt zu spürbarem Mehraufwand für den Anwender	2
Gering	Funktion oder Teilprozess wird selten benötigt, fehlende Unterstützung führt zu Komforteinbußen	1

6.3.2 Quantitative Darstellung der Gebrauchstauglichkeit

Ziel der quantitativen Synthese ist das Beurteilen und Darstellen der Gebrauchstauglichkeit auf Basis der quantifizierten Prozessunterstützung und Usability unter Berücksichtigung der Prozessrelevanz der ermittelten Defizite.

Zur Synthese der Einzelergebnisse werden die qualitativen Ergebnisse zur funktionalen Prozessunterstützung und zur Usability quantifiziert. Dies kann auf der Basis einer Referenzgröße erfolgen, die eine ideale Zielerfüllung der Prozessunterstützung bzw. Usability beschreibt.

Für die Prozessunterstützung ergibt sich der Referenz- bzw. Idealwert aus der maximalen Prozessunterstützung und der Relevanz der betrachteten Prozessmodule. Zur Quantifizierung sind den Bewertungsstufen der Prozessrelevanz Zahlenwerte von eins (niedrig bzw. keine oder geringe Relevanz) bis drei (hohe Relevanz) zugeordnet worden (siehe Tab. 6.5).

Defizite mit einem Durchschlageffekt sind in die Quantifizierung mit entsprechend hoher Relevanz einzubeziehen.

In Analogie sind der Prozessunterstützung Zahlenwerte von null (keine Unterstützung) bis zwei (vollständige Unterstützung) zugeordnet worden (siehe Tab. 6.1). Damit lässt sich für die Prozessunterstützung ein maximal zu erreichender Referenzwert berechnen, der sich aus der Summe aller Einzelprodukte für die Werte der Prozessrelevanz und dem Wert für die maximale Prozessunterstützung ergibt.

Die Zuordnung der Zahlenwerte zu den Bewertungsstufen kann prinzipiell beliebig erfolgen. Für die gewählte Vorgehensweise werden beim Ermitteln der Prozessunterstützung Prozessmodule mittlerer Prozessrelevanz doppelt und Prozessmodule hoher Prozessrelevanz dreifach gewertet. Durch das Verändern der zugewiesenen Zahlenwerte kann die Gewichtung beliebig vergrößert oder verkleinert werden.

Vergleicht man die tatsächliche Prozessunterstützung als Summe der Einzelprodukte der Prozessunterstützung und der Prozessrelevanz jedes einzelnen Prozessmoduls, erhält man – multipliziert mit Hundert – die prozentuale Prozessunterstützung des betrachteten Systems. Der beschriebene Zusammenhang ist nachfolgend dargestellt (Formel 6.2).

$$\mathrm{QPU} = \frac{\sum (\mathrm{PR_i} \times \mathrm{PU_{ai}})}{\sum (\mathrm{PR_i} \times \mathrm{PU_{max}})} \times 100\% \tag{6.2}$$

PU_{ai}:	Prozessunterstützung des betrachteten Prozessmoduls	PU_{max}:	Maximal mögliche Prozessunterstützung
PR_i:	Relevanz des betrachteten Prozessmoduls	QPU:	Quantifizierte Prozessunterstützung (%)

In Analogie werden die Ergebnisse der Usability quantifiziert. Die Referenz ergibt sich aus einer optimalen Bedienbarkeit für das untersuchte Anwendungsszenario

(Referenzwert). Die untersuchten Bedienhandlungen werden hinsichtlich Prozessrelevanz bewertet (Tab. 6.5). Den Bewertungsstufen der Usability sind hierzu ebenfalls Werte von eins (sehr gut) bis drei (schlecht) zugeordnet worden.

Das Bilden einer negativen Bewertungsrangreihe (1 = gut, bis 3 = schlecht) lehnt dabei an das in der Bundesrepublik Deutschland gebräuchliche Schulnotensystem (Bewertung von 1 = sehr gut, bis 6 = ungenügend) an und unterstützt durch das Verwenden bestehender Konventionen die einfache und schnelle Bewertung der Teilhandlungsschritte.

Die maximal mögliche Usability-Punktzahl (Referenzwert) ergibt sich aus der Summe aller Einzelprodukte für die Prozessrelevanz und der höchst möglichen (besten) Usability-Bewertung der untersuchten Teilhandlung.

Vor der Berechnung müssen allerdings alle Usability-Punktwerte in eine positive Bewertungsrangreihe konvertiert werden. Bei der vorgestellten dreistufigen Bewertungsskala wird dies erreicht, indem die vergebenen Punktwerte von der Zahl 4 subtrahiert werden. Die so berechneten Werte werden anschließend mit dem Wert für die Prozessrelevanz der Teilhandlung multipliziert. Die Summe aller Produkte stellt den Punktwert der Usability dar. Das Verhältnis der beiden Punktwerte multipliziert mit Hundert liefert die prozentuale Usability des untersuchten Systems. Der beschriebene Zusammenhang ist nachstehend dargestellt (Formel 6.3).

$$QU = \frac{\sum (TR_i \times (4 - UB_{ai}))}{\sum (TR_i \times UB_{max})} \times 100\% \tag{6.3}$$

UB_{ai}:	Usability Bewertung der betrachteten Teilhandlung	UB_{max}:	Maximale Usability Bewertung (Wert = 3)
TR_i:	Relevanz der betrachteten Teilhandlung	QU:	Quantifizierte Usability (%)

Das Zusammenführen der Prozessunterstützung und der Usability erfolgt durch das Bilden eines Gebrauchstauglichkeitswertes (GT). Dieser ergibt sich aus den berechneten Einzelwerten. Um Medizinprodukte mit einer ausgewogenen Gesamtbewertung zu bevorzugen, erfolgt die Berechnung des Gebrauchstauglichkeitswertes nicht durch das Bilden des Arithmetischen Mittelwertes, sondern nach dem Hyperbelverfahren, bei dem sich die Gesamtwertigkeit aus der Wurzel der multiplizierten Einzelwerte ergibt [12]. Der beschriebene Zusammenhang ist nachstehend dargestellt (Formel 6.4).

$$GT = \sqrt{QPU \times QU} \tag{6.4}$$

GT:	Gebrauchstauglichkeitswert (%)	QPU:	Quantifizierte Prozessunterstützung (%)
QU:	Quantifizierte Usability (%)		

Die Darstellung des Gebrauchstauglichkeitswertes kann als Zahlenwert oder in einem Koordinatensystem erfolgen, in dem die Prozessunterstützung der Ordinate und die Usability der Abszisse zugeordnet sind.

Der errechnete Gebrauchstauglichkeitswert wird auf der Winkelhalbierenden dargestellt. Bei Bedarf können die berechneten Einzelwerte der quantifizierten aktuellen funktionalen Prozessunterstützung und der quantifizierten Usability ergänzend eingetragen werden. Die quantitative Darstellung der ermittelten Werte wird durch eine Beschreibung der wichtigsten Stärken und Defizite des untersuchten Produktes ergänzt. Sie eignet sich besonders gut zur Darstellung einer vergleichenden Bewertung unterschiedlicher Produkte (Abb. 6.2).

Die nachfolgende Abbildung verdeutlicht die dargestellte Vorgehensweise (Abb. 6.3).

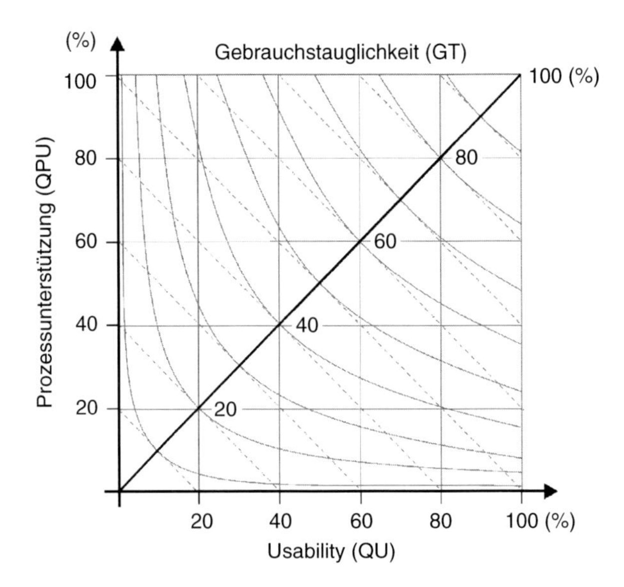

Abb. 6.2 Diagramm zur Darstellung der Gebrauchstauglichkeit

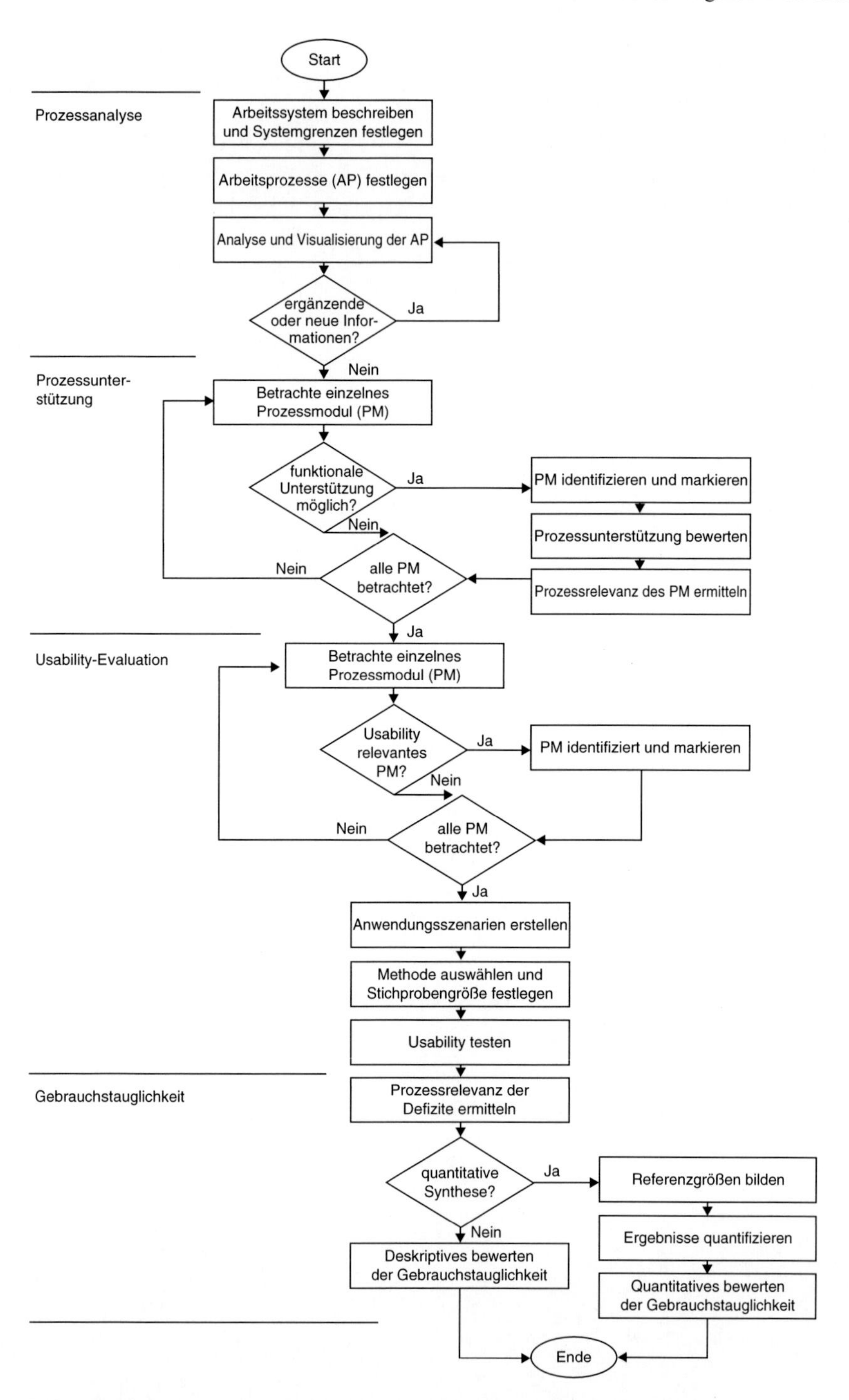

Abb. 6.3 Vorgehensweise zur Evaluation der Gebrauchstauglichkeit von Medizinprodukten

Literatur

[1] Backhaus C, Friesdorf W, Zschernack S (2001) Bedienbarkeit von Infusionstherapiegeräten. Medizinproduktejournal 3:95–99
[2] DIN 614-1 (1995) Ergonomische Gestaltungsgrundsätze, Teil 1 Begriffe und allgemeine Leitsätze. Berlin, Beuth
[3] DIN 66001 (1983) Informationsverarbeitung, Sinnbilder und ihre Anwendung. Berlin, Beuth
[4] Hüttenrauch R (1980) Gebrauchstauglichkeit. In: Mansig W (Hrsg.) Handbuch der Qualitätssicherung. München, Hanser
[5] Lewis C, Polson P, Wharton C, Rieman J (1990) Testing a Walkthrough Methodology for Theory-Based Design of Walk-Up-And-Use Interfaces. Seatle, Proceedings of the CHI´90 Conference, ACM, pp. 235–241
[6] Lewis JR (1994) Sample Sizes for Usability Studies – Addittional Considerations. Human Factors 36:368–378
[7] Marsolek I (2008) Clinical Process Optimization. Saarbrücken, Vdm
[8] Marsolek I, Backhaus C, Friesdorf W (2002) EDV für den OP – Anforderungen auf Basis systemergonomischer Arbeitsablaufanalysen. Journal für Anästhesie und Intensivbehandlung 1/2002:87–88
[9] Nielsen J (1993) Usability Engineering. London, Academic Press
[10] Nielsen J (1989) Usability-Testing at a Discount. In: Salvendy G, Smith MS (Eds.) Designing and Using Human-Computer Interfaces and Knowledge Based Systems. Amsterdam, Elsevier
[11] Nielsen J, Landauer KL (1993) A Mathematical Model of the Finding of Usability Problems. New York Proceedings of the INTERCHI´93 Conference, ACM, pp. 214–221
[12] Pahl G, Beitz W (1993) Konstruktionslehre – Methoden und Anwendung. Berlin, Springer
[13] Preim B (1999) Entwicklung interaktiver Systeme – Grundlagen, Fallbeispiele und innovative Anwendungsfelder. Berlin, Springer
[14] Schmidtke H (1989) Ergonomische Prüfung. München, Hanser
[15] Stoessel S (2002) Methoden des Testing im Usability-Engineering. In: Beier M, Gizycki vV (Hrsg.) Usability – Nutzerfreundliches Web-Design. Berlin, Springer
[16] Virzi RA (1992) Refining the Test Phase of Usability-Evaluation – How Many Subjects is Enough. Human Factors 34:457–468

Kapitel 7
Anwendungsbeispiele

7.1 Produktoptimierung

Das dargestellte Beispiel erläutert die Evaluation der Gebrauchstauglichkeit einer Infusionstherapieeinheit zur Total-Intravenösen-Anästhesie. Ziel der Studie ist das Verbessern der Gebrauchstauglichkeit der bestehenden Narkoseeinheit.

7.1.1 Situation

Zur Flüssigkeits- und Medikamentenapplikation werden medizintechnische Geräte zur Infusionstherapie am Patienten eingesetzt.

Ein spezielles Anwendungsgebiet dieser Infusionstherapiegeräte ist die Total-Intravenöse-Anästhesie (TIVA), bei der unter dem vollständigen Verzicht volatiler Anästhetika dem betäubten Patienten analgetische, hypnotische und muskelrelaxierende Medikamente über Spritzen- oder Infusionspumpen in den Blutkreislauf appliziert werden. Vorteile dieser Narkoseform ergeben sich aus der guten Patientenverträglichkeit der verabreichten Medikamente, dem vergleichsweise geringen medizintechnischen Aufwand, dem Ausschalten einer möglichen Narkosegasexposition und aus medizinisch induzierten Anforderungen an die Art und Durchführung der Anästhesie. Zur Steuerung der Narkose werden spezielle Systeme angeboten, die einzelne Infusions- und Spritzenpumpen über eine zentrale Kontroll- und Steuereinheit (Controller) zu einer TIVA Einheit zusammenfügen (Abb. 7.1).

Im Rahmen einer Produktüberarbeitung einer TIVA Einheit soll diese hinsichtlich ihrer Gebrauchstauglichkeit evaluiert werden.

Ziel der Untersuchung ist es, potentielle Defizite der Gebrauchstauglichkeit zu ermitteln, um diese in der folgenden Produktgeneration zu eliminieren.

C. Backhaus, *Usability-Engineering in der Medizintechnik*,
DOI 10.1007/978-3-642-00511-4_7, © Springer-Verlag Berlin Heidelberg 2010

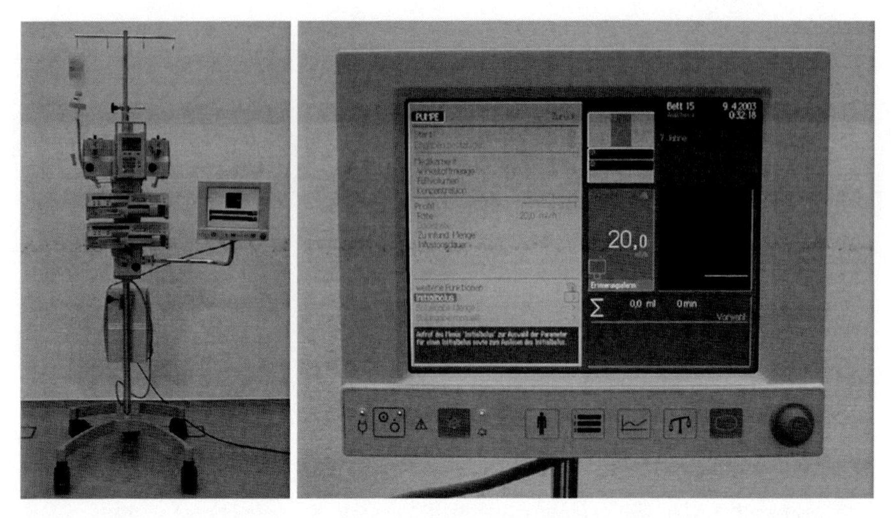

Abb. 7.1 Narkosesystem zur Total-Intravenösen-Anästhesie (TIVA), Gesamtansicht (l.) und Steuereinheit/Controller (r.)

7.1.2 Methode

Das Durchführen der Prozessanalysen erfolgt in der Abteilung für Anästhesiologie und operative Intensivmedizin des Universitätsklinikums Charité Berlin. Die Analysen werden durch Vorarbeiten des Lehrstuhls für Arbeitswissenschaft und Produktergonomie der TU Berlin ergänzt.

Zur Usability-Evaluation wird eine Kombination aus Benutzertest (Lautes-Denken) und Anwenderbefragung festgelegt. Der Test findet im Versuchsfeld des Lehrstuhls für Arbeitswissenschaft und Produktergonomie der Technischen Universität Berlin statt. Dazu wird ein Narkosearbeitsplatz mit EKG- und SpO_2-Monitoring, Narkosebeatmungsgerät, Operationstisch mit Lafettensystem sowie zahlreichen weiteren anwendungstypischen Kleinmaterialien (Laryngoskop, Abdecktücher, Infusionstherapie, Desinfektionsmittel, Medikamentenspritzen etc.) aufgebaut. Ein Reanimationstrainer der Firma *ambuman* dient zur Patientensimulation (Abb. 7.2).

Ausgewähltes Anwendungsszenario ist eine TIVA bei einer Cholecystektomie (Nierensteinentfernung), bei einem 28 jährigen männlichen Patienten. Zur Standardisierung der Versuchsdurchführung wird den Probanden die Dosierung der benötigten Medikamente und die spezifischen Geräteeinstellungen in einem Testbogen und die erforderlichen Patienteninformationen mit Hilfe eines Narkoseprotokolls zur Verfügung gestellt.

Vor Versuchsbeginn erfolgt eine standardisierte Kurzeinweisung in die Bedienung des Systems. Der Versuchsablauf wird auf Videoband aufgezeichnet und nach dem Test ausgewertet. Zur Bewertung wird ein Drei-Stufen-Bewertungsverfahren (Ampelschema) eingesetzt. Die Bewertungsergebnisse der ausgeführten Bedienhandlungen werden zu Mittelwerten (Median) zusammengefasst. Das Berechnen der Mittleren Abweichung liefert Aufschluss über die Streuung der Messergebnisse.

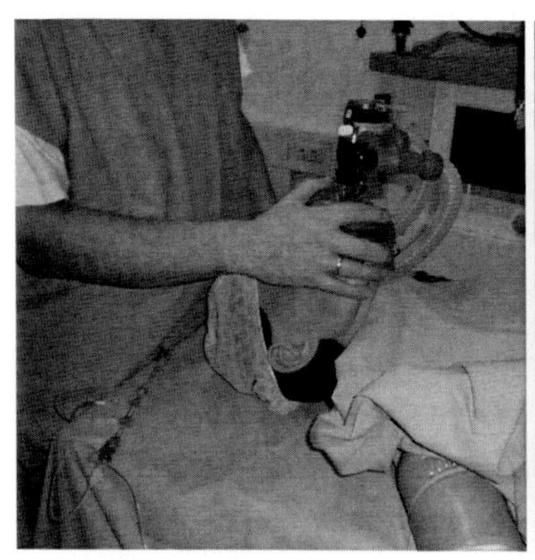
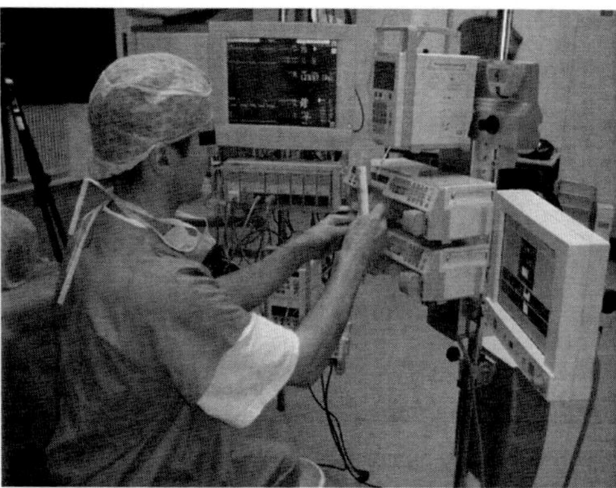

Abb. 7.2 Benutzertest mit simulierter Narkoseeinleitung zur Usability-Evaluation einer Narkoseeinheit zur Total-Intravenösen-Anästhesie. Intubation (l.) und Gerätebedienung (r.)

Die Anwenderbefragung erfolgt durch einen Fragebogen, in dem insgesamt 27 Aussagen zur Geräteanzeige und -rückmeldung, Bedienung, Menüstruktur, zum System und zur Gebrauchsanleitung von den Probanden anhand einer fünfstufigen Zustimmungsskala (Likert-Skala) zu bewerten sind. Zusätzlich werden 6 offene Fragen zur Anwenderakzeptanz formuliert, in denen den Probanden die Gelegenheit gegeben wird, sich zur Gerätebedienung und zur Versuchsdurchführung zu äußern. In einem Vortest wird die Durchführbarkeit und Qualität des erstellten Versuchdesigns und der entwickelten Fragebögen überprüft.

7.1.3 Ergebnis

7.1.3.1 Prozessanalyse

Das Arbeitssystem wird auf den Patienteneinleitungsraum und den Operationssaal (OP) begrenzt. Entsprechend der Aufgabenstellung konzentriert sich die Prozessanalyse primär auf Arbeitsabläufe und Aufgaben der TIVA und wird in die Prozessphasen *Anästhesievorbereitung*, *Narkoseeinleitung*, *Narkoseführung* und *Narkoseausleitung* unterschieden.

Insgesamt werden 4 Narkoseverläufe teilnehmend beobachtet und in 35 einzelne Prozessmodule gegliedert.

Diese werden in Prozessflussdiagrammen visualisiert und mit klinischen Mitarbeitern (n = 5) und Ergonomen des Lehrstuhls für Arbeitswissenschaft und Produktergonomie der TU Berlin (n = 3) analysiert.

Nachfolgend ist exemplarisch das Prozessflussdiagramm für die Prozessphase *Narkoseeinleitung* dargestellt (Abb. 7.3)

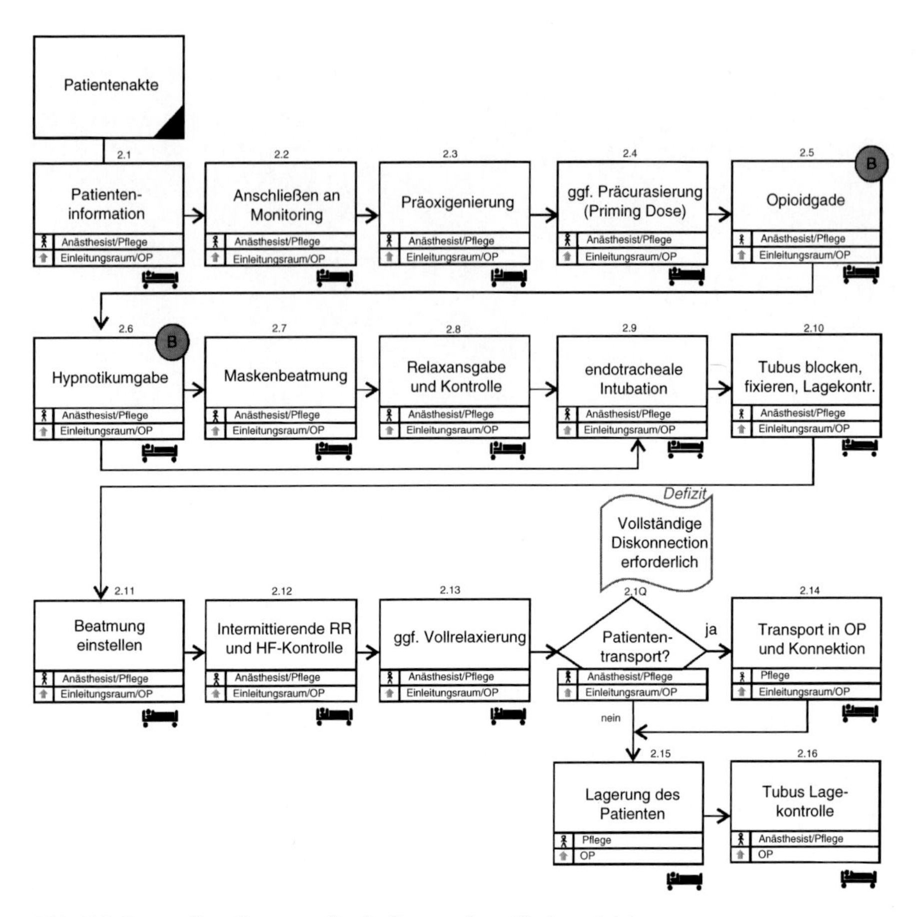

Abb. 7.3 Prozessflussdiagramm für die Prozessphase *Narkoseeinleitung*

7.1.3.2 Prozessunterstützung

Von den insgesamt 35 aufgenommenen Prozessmodulen können 20 potentiell durch ein TIVA-System unterstützt werden. Die TIVA-Einheit unterstützt aktuell 12 Prozessmodule (Tab. 7.1).

Defizite in der Prozessunterstützung ergeben sich aus der Differenz der möglichen Prozessunterstützung und der aktuellen Prozessunterstützung durch die betrachtete TIVA-Einheit. Nachstehend werden beispielhaft vier Prozessmodule erläutert, bei denen eine funktionale Prozessunterstützung möglich ist, die aber nicht durch das evaluierte TIVA-System unterstützt werden:

Tab. 7.1 Prozessunterstützung und Prozessrelevanz

Prozessrelevanz	Anzahl identifizierter Prozessmodule	
	Prozessunterstützung möglich	Durch TIVA-Einheit unterstützt
Hoch	12	11
Mittel	4	1
Niedrig	4	0
Gesamt	20	12

- Prozessmodul 2.1: Patienteninformation (mittlere Prozessrelevanz)
  Das TIVA-System sollte den Anästhesisten beim Aufklärungsgespräch des Patienten unterstützen. Hierzu müssen die erforderlichen Patientendaten auf dem Controller Monitor geeignet dargestellt werden. Weiterhin sollte eine Schnittstelle zum Datenaustausch vorgesehen werden, um die Eingabe von bereits vorhandenen Informationen (z. B. aus der Patientenakte, OP Planung etc.) zu vermeiden.
- Prozessmodul 2.3: Präoxygenierung (niedrige Prozessrelevanz)
  Das TIVA-System sollte dem Anästhesisten die verstrichene und/oder die noch benötigte Zeit für die Präoxygenierung des Patienten anzeigen.
- Prozessmodul 2.4: Präcurarisierung (mittlere Prozessrelevanz)
  Das TIVA-System sollte unter Berücksichtigung der vorhandenen Therapie. und Patientendaten einen Dosierungsvorschlag für das Medikament machen.
- Prozessmodul 2.10: Blocken und fixieren des Tubus und erneute Tubus Lagekontrolle (niedrige Prozessrelevanz)
  Das TIVA-System sollte den Anästhesisten an die Lagekontrolle des Tubus erinnern.

7.1.3.3 Usability-Evaluation

Die Prozessanalyse ergibt insgesamt 12 Usability relevante Prozessmodule, die in den Prozessflussdiagrammen markiert werden (gekennzeichnet durch „B").

Für den Benutzertest wird eine TIVA mit zeitverkürzter Narkoseführung als Anwendungsszenario ausgewählt. Die TIVA wird in 64 einzelne Bedienhandlungen differenziert, die vom Anästhesisten durchzuführen sind. Diese werden im Benutzertest evaluiert. Als repräsentative Anwendergruppe werden Fachärzte für Anästhesie ausgewählt. Die Stichprobengröße wird auf 10 Versuchspersonen festgelegt.

Die Versuchsdurchführung ergibt folgende Ergebnisse: Von 64 Bedienhandlungen werden zusammengefasst 6 schlecht (rot), 9 kritisch (gelb) und 49 unkritisch bzw. gut (grün) in ihrer Ausführung bewertet. Die Ergebnisse des Benutzertests sind nachfolgend dargestellt (Tab. 7.2).

Alle Teilhandlungen, die im Mittelwert schlecht (rot) oder kritisch (gelb) bewertet werden, können als potentielle Bediendefizite angesehen werden. Nachfolgend sind beispielhaft drei der schlecht (rot) eingestuften Teilhandlungen erläutert:

Tab. 7.2 Ergebnisse des Benutzertests (Median und mittlere Streuung)

Nr.	Teilhandlung	Median	mittlere Streuung
	Gerät einschalten		
1	Steuerrechner einschalten	1	0,0
2	Spritzenpumpen einschalten	1	0,0
3	Infusionspumpen einschalten	1	0,0
	Gerät bestücken		
4	Spritze in Perfusor einlegen	3	0,7
5	Spritze entlüften	1	0,0
6	Leitung in Infusomat einlegen	3	0,6
7	Tropfensensor aufstecken	3	1,0
8	Leitung anschließen	1	0,0
	Patientendaten eingeben		
9	In Menü "Patient" wechseln	1	0,6
10	Bett/Zimmer/Station eingeben	2	0,5
11	Patientenart eingeben	1	0,3
12	Name/Pat.ID./Geb.Datum eingeben	1	0,2
13	Gewicht/Größe/Geschlecht eingeben	2	0,6
14	Weitere Daten eingeben	1	0,2
15	Auf Hauptbild wechseln	1	0,0
	Grundeinstellungen		
16	Betriebsmodus ablesen	3	0,8
17	Betriebsmodus wählen	1	0,5
18	Auf Hauptbild wechseln	2	1,0
	Intraoperatives Flüssigkeitsmanagement		
19	In Menü "Pumpe" wechseln	1	0,8
20	Medikament wählen	1	0,7
21	Förderrate festlegen	1	0,7
22	Infusionsdauer festlegen	1	0,8
23	Pumpe starten	1	0,7
24	Zum Hauptbild wechseln	1	0,0
	Opioid vorbereiten		
25	In Menü "Pumpe" wechseln	1	0,0
26	Opioid wählen	1	0,2
27	Profil wählen	-	0,0
28	Förderrate festlegen	-	0,0
29	Eingabe bestätigen	3	0,4
30	Initialbolus festlegen	1	0,6
31	Zum Hauptbild wechseln	1	0,0
32	In Menü "Pumpe" wechseln	1	0,0
33	Opioid wählen	1	0,0
	Hypnotikum vorbereiten		
34	In Menü "Pumpe" wechseln	1	0,0
35	Hypnotikum wählen	1	0,0
36	Profil wählen	3	0,7
37	Förderrate festlegen	1	0,5
38	Einheit eingeben	1	0,6
39	Infusionsdauer und Abstiegszeit festlegen	1	0,7
40	Eingabe bestätigen	3	0,8
1	Initialbolus festlegen	2	0,0
42	Zum Hauptbild wechseln	1	0,2
	Medikamentengabe beginnen		
43	In Menü "Pumpe" wechseln	1	0,6
44	In Submenü "Initialbolus" wechseln	3	0,0
45	Pumpe starten	1	0,6
46	Zum Hauptbild wechseln	1	0,6

Tab. 7.2 (Fortsetzung)

	Spritzenwechsel		
47	In Menü "Pumpe" wechseln	1	0,7
48	Pumpe stoppen	2	0,9
49	Spritze aus Perfusor entnehmen	1	0,7
50	Spritze in Perfusor einlegen	1	0,2
51	Ggf. Spritze entlüften		
52	Pumpe starten	1	0,4
53	Zum Hauptbild wechseln	1	0,8
	Dosis ändern		
54	In Menü "Pumpe" wechseln	1	0,2
55	Optional: Förderrate festlegen	1	0,0
56	Eingabe bestätigen	1	0,0
	Bolus verabreichen		
57	Ggf. Bolus verabreichen	1	0,7
58	Pumpe starten/Bolus verabreichen	2	0,8
59	Zum Hauptbild wechseln	1	0,0
	Opioidgabe stoppen		
60	In Menü "Pumpe" wechseln	1	0,2
61	Pumpe stoppen	1	0,4
	TIVA beenden		
62	Spritze aus Perfusor entnehmen	1	0,4
63	Infusionsleitung entnehmen	1	0,2
64	Geräte abschalten	1	0,0

(X = Handlung nicht ausgeführt)

- Handlung 6: Förderleitung in die Infusionspumpe einlegen (hohe Prozessrelevanz)
  Die vorgesehenen Befestigungspunkte zum Fixieren des Förderschlauchs werden von den Anästhesisten nicht erkannt. Die Selbsterklärungsfähigkeit der Benutzerschnittstelle ist in diesem Punkt mangelhaft. Die Befestigungspunkte müssen besser markiert werden, um deren Funktion und Bedeutung für den Benutzer zu verdeutlichen.
- Handlung 16: Erkennen der Gerätegrundeinstellungen (hohe Prozessrelevanz)
  Der aktuelle Betriebszustand wird von den Anästhesisten nicht erkannt. Ursächlich für das Bediendefizit ist ein unzureichendes Erfahrungswissen der Probanden im Umgang mit dem TIVA-System. Den Versuchspersonen ist nicht bekannt, dass das TIVA-System über einen Intensiv- und einen Anästhesiemodus verfügt. Zusätzlich wird der aktuelle Systemstatus nicht auffällig genug auf der grafischen Benutzeroberfläche des Controllers der TIVA-Einheit dargestellt.
- Handlung 44: Wechseln in das Untermenü: Initialbolus (hohe Prozessrelevanz)
  Der Initialbolus kann nicht gestartet werden. Der überwiegende Teil der Narkoseärzte wechselt nicht in das benötigte Untermenü. Die Anästhesisten versuchen den Initialbolus von der falschen Menüebene aus zu starten. Für die Probanden ist nicht erkennbar, dass zuvor in ein Untermenü gewechselt werden muss. Die Dialogführung ist in diesem Punkt nicht erwartungskonform.

Die Ergebnisse der Anwenderbefragung mit geschlossenen Fragen (27 Items unterteilt in 5 Gruppen) ist nachfolgend dargestellt (Tab. 7.3).

Tab. 7.3 Ergebnisse der Benutzerbefragung – SUS-Zustimmungsgrad

Nr.	Gruppe/Aussage	Mittelwert
	Geräteanzeigen und -rückmeldungen	
1	Meiner Ansicht nach waren sämtliche Informationen über das Display gut ablesbar	2,3
2	Die Hilfefunktion unterstützte mich bei Problemen	2,8
3	Die Alarmmeldungen müssten eindeutiger formuliert werden*	3,4
4	Auf eine fehlerhafte Eingabe reagierte das System sofort und unmissverständlich	3,0
5	Die Bildschirmdarstellung ist in meinen Augen übersichtlich gestaltet	3,1
	Bedienung	
6	Bei der Interpretation der dargestellten Begriffe hatte ich Probleme*	3,2
7	Die Steuerung des Systems über das Drehrad war unproblematisch	3,0
8	Man kann das System durchaus rein intuitiv bedienen	3,5
9	Die Dateneingabe ist umständlich*	3,6
10	Die Bedienung des Controllers benötigte meine ungeteilte Aufmerksamkeit*	4,3
11	Ich finde, die Dateneingabe ist zu kompliziert gestaltet und provoziert deshalb Fehler*	2,9
12	Ohne Gebrauchsanweisungen ist das System nur schwer beherrschbar*	3,4
13	Für eine effiziente Nutzung des Systems benötigt man sehr viel Übung*	3,3
14	Die Anbringung des Controllers stellt bei der Bedienung kein Problem dar	3,2
	Bedienstruktur	
15	Das Menüsystem ist meiner Meinung nach logisch aufgebaut	3,8
16	Ich hatte Schwierigkeiten, die gewünschten Menüpunkte zu finden*	3,9
17	Das System ließ meiner Meinung nach noch einige Funktionen vermissen*	2,6
18	Ich war sehr sicher im Umgang mit dem System	3,8
	Gesamtes System	
19	Ich glaube, die meisten Nutzer könnten sehr schnell mit dem System umgehen	2,0
20	Das Zusammenspiel von Pumpen und Controller empfinde ich als gut gelöst	3,2
21	Ich denke, in Stresssituationen wird der Benutzer mit dem System überfordert sein*	3,1
22	Den Einsatz des Systems in der Anästhesie oder Intensivstation könnte ich mir gut Vorstellen	3,6
	Gebrauchsanleitung	
23	Ich habe die Gebrauchsanleitung benutzt - Kontrollfrage, 3 x ja	
24	Die Gebrauchsanweisung ist übersichtlich gestaltet	3,3
25	Ich hatte Schwierigkeiten, die zur Problemlösung benötigten Abschnitte zu finden*	2,7
26	Die Art der Formulierungen verwirrte mich*	2,0
27	Eine Bedienung durch Zuhilfenahme der Gebrauchsanweisung war ohne weiteres möglich	3,3

* = negativ formuliertes Item

Auf Grundlage der Ergebnisse der Anwenderbefragung wird unter Verwendung der System-Usability-Scale[1] die prozentuale Benutzerzustimmung für das untersuchte TIVA-System berechnet (Tab. 7.4) [2].

Der ermittelte SUS-Wert von 45% verdeutlicht eine geringe Akzeptanz der Anwender gegenüber der untersuchten TIVA-Einheit. Das System findet nur geringen Zuspruch durch die Anästhesisten. Die Einzelbewertungen zeigen, dass in allen Fragegruppen eine unzureichende Benutzerakzeptanz vorliegt.

[1] Bei der System-Usability-Scale (SUS) werden den bewerteten Items Punktwerte von 1 bis 5 zugeordnet. Die maximal zu erreichende Punktzahl wird auf 100% skaliert. Dadurch ist es möglich, den Zustimmungsgrad der Aussagen als Prozentwert anzugeben.

[2] Da die Gebrauchsanleitung nur von drei Teilnehmern des Versuchs verwendet wurde, wird auf eine Auswertung dieser Fragengruppe verzichtet (4 Items).

Tab. 7.4 Ergebnisse der Benutzerbefragung; Zustimmungsgrad der Anästhesisten zu den Aussagen der geschlossenen Befragung

Gruppe		Ist	Maximum	relative Zustimmung
Geräteanzeigen und -rückmeldungen		10,5	24	44%
Bedienung		13,8	32	43%
Bedienstruktur		6,3	12	53%
gesamtes System		8,9	20	45%
Gebrauchsanleitung		-	-	-
	Summe	39,5	88	45%
	SUS-Wert	45%	100%	

Die Ergebnisse der offenen Anwenderbefragung werden zu Schlagworten zusammengefasst und bestätigen die Aussagen der geschlossenen Fragen. Es wird überwiegend die Gestaltung der Dialogführung bemängelt (Tab. 7.5).

7.1.4 Diskussion

7.1.4.1 Qualitative Bewertung der Gebrauchstauglichkeit

Die Evaluation der funktionalen Prozessunterstützung ergibt, dass der überwiegende Teil der aufgezeichneten Prozessmodule vom TIVA-System unterstützt wird. Insbesondere Prozessmodule hoher Prozessrelevanz werden bis auf eine Ausnahme alle unterstützt. Die ermittelten Defizite konzentrieren sich auf die sinnvolle Unterstützung und Begleitung des Anästhesisten durch den Narkoseprozess. So kann beispielsweise durch eine Vernetzung des TIVA-Systems mit bestehenden klinischen Informations- und Datenmanagementsystemen (z. B. Patientenakte, Monitoring etc.) der Anwender von der Eingabe bereits vorhandener Daten befreit werden. Da die Prozessrelevanz dieser Optionen als gering eingestuft wird, ergibt sich insgesamt eine gute funktionale Prozessunterstützung für das betrachtete TIVA-System. Die ermittelten Defizite eignen sich gut für die Formulierung zukünftiger Anforderungen an das System.

Die Usability-Evaluation ermittelt zahlreiche Bediendefizite der TIVA-Einheit. Besondere Probleme beim Umgang mit dem System verursachen unnötig komplizierte Dateneingaben und der Verlust bereits eingegebener Daten durch das Ausbleiben einer Eingabebestätigung durch die Probanden. Das Programmieren und das Starten des Initialbolus sowie die Bolusgabe während der Narkoseführung erweisen sich in der Dialoggestaltung als zu kompliziert und können von den Anästhesisten im Benutzertest nur unzureichend ausgeführt werden.

Der bei der Benutzerbefragung ermittelte SUS-Wert ist unzureichend und spiegelt eine schlechte Benutzerakzeptanz des untersuchten Systems wider. Die Ergebnisse der offenen Befragung bestätigen eine nicht ausreichend selbsterklärende Dialoggestaltung.

Die Gebrauchstauglichkeit der untersuchten TIVA-Einheit verfügt insbesondere in der Dialoggestaltung über Verbesserungspotential. Für den Einsatz ohne eine Korrektur der ermittelten Defizite ist – selbst bei einer umfassenden Schulungs- bzw. Einarbeitungsphase der Anwender – ein erhöhtes Risiko für Bedienprobleme oder Fehlbedienungen vorhanden. Durch eine intuitivere, einfachere Dialoggestaltung könnte der Einsatz des Systems im Bereich der Anästhesie verbessert und die Akzeptanz unter den Anästhesisten gesteigert werden.

7.1.4.2 Diskussion des Vorgehens

Die Komplexität einer TIVA erfordert vor den ersten Prozessbeobachtungen ein Strukturieren der Arbeitsprozesse auf der Grundlage von Vorarbeiten und durch Gespräche mit Narkoseärzten. Als Ergebnis dieses Vorgehens werden bereits vor der Prozessanalyse die Prozessphasen *Anästhesievorbereitung*, *Narkoseeinleitung*, *Narkosedurchführung* und *Narkoseausleitung* definiert.

Für die Durchführung der Prozessanalyse erweist sich die ausführliche Information der beteiligten Mitarbeiter als eine wichtige Voraussetzung für deren Akzeptanz. Durch die umfangreiche Information wird die Bereitschaft zur Partizipation deutlich erhöht.

Die beobachteten Arbeitsprozesse lassen sich gut durch die beschriebene Vorgehensweise erfassen und abbilden. Sie können ausführlich mit den Anästhesisten und Anästhesiepflegekräften des Krankenhauses diskutiert werden. Da auf Grundlage der analysierten Prozesse die Evaluation der Usability erfolgt, beeinflusst die Wahl des Detaillierungsgrades stark den weiteren Verlauf der Studie und soll daher möglichst zu Beginn der Untersuchung in Abhängigkeit von der Aufgabenstellung festgelegt werden.

Tab. 7.5 Ergebnisse der Benutzerbefragung – offene Fragen

VP	Charakterisierung der TIVA Einheit	positive Eindrücke	negative Eindrücke	als problematisch wahrgenommene Aufgaben	Verbesserungsvorschläge	alternative Einsatzgebiete
1	komplex, vielschichtig, modern	Einradbedienung, Alarme eindeutig	keine Information, ob Initialbolus verabreicht wird; Steuerung direkt oder über Controller möglich-> verwirrendes Durcheinander	Verabreichung des Initialbolus (keine Rückmeldung); gewünschtes Profil schwer auffindbar	Pumpen sollten nur auf einem Wege bedient werden können	nein
2	TIVA-Management, praktikabel, gute Hilfe	Drehknopf, große Medikamentendatenbank; gut beherrschbar	ohne Vorwissen Unklarheit über sofortige Narkoseführung nach Initialbolus	Wahl über Drehrad (Dosierungen, Kommastellenanwahl), Einlegen und Entnahme der Spritzen aus den Pumpen	eigentlich gut durchdachtes System und mit ein wenig Übung sehr praktikabel	Dialyseabteilungen

Tab. 7.5 (Fortsetzung)

3	unübersichtlich, kompliziert, patientenfeindlich	Bedienung mit dem Drehrad	zu viele unübersichtliche Menüwahlmöglichkeiten, ungünstige Geräteanordnung-> ständiges Drehen nötig, löschen von schon eingegebenen Daten	Dateneingabe, Bolusgabe=> Unklarheit, ob Bolus gegeben wird	günstigere Anordnung, bessere Display-Anpassung an Anästhesie/ Intensivmedizin	nein
4	mit Einarbeitung und Routine wird der Ablauf verständlicher (unkomplizierter), für Krisensituationen und klinischen Alltag möglicherweise zu komplex	Übersichtlichkeit, keine eigene Berechnung nötig	Drehrad z.T. zu träge, z.T. zu schnell; mehrfache Bestätigung der Eingaben nötig, die zwar sinnvoll sind, aber die man leicht übersieht	Rampeneinstellung beim Propofol	einige Details zugunsten einer besseren Übersichtlichkeit herausnehmen, z.B. Rampe, da Narkosebeendigung nie genau zu bestimmen ist	eher im Intensivbereich, da dort seltener eine akute Anpassung an Situationen nötig ist
5	neu, sehr technisch, interessant, präzise umständlich durch die vielen Eingaben, z.T. verwirrend, schickes Design	genaue Steuerbarkeit, gute Dokumentation, präziser Ablauf	lange Dauer der Vorbereitung, verwirrende Alarm- bzw. Fehlermeldungen, man kann nichts mehr manuell machen, ständiger Alarm	Menüeinstellungen bei der Eingabe umständlich	nicht durch alle Untermenüs durchscrollen müssen, Alarm dauerhaft abschalten können	ITS, Station, Forschung
6	patientenfern, "Apparatemedizin"		Bestätigung der Eingaben zu umständlich, unbequeme Nutzung des Drehrades, häufige Erinnerungsalarme nervend	Bolusgabe umständlich, fehlende Erinnerung, falls Eingaben noch nicht bestätigt	Touchscreen	Rettungsmedizin, Transportbegleitung
7	ohne lange, engagierte Einarbeitung im klinischen Alltag extrem gefährlich!		Einstellung von Infusionsraten/-mengen über verschiedene Stellen (1000er, Vorkomma, Nachkomma) extrem ungewohnt, Erreichbarkeit von Teilmenüs teilweise schwierig	Eingabe von Initialbolus/Rampenabfall; Eingabe der Medikamentennamen, Einlegen/Entfernen von Spritzen aus dem Infusionssystem	Gesamtmenü jederzeit zugänglich, bessere Übernahme gespeicherter Daten, ständige Anzeige der Konzentration	klinische Anwendung schwer vorstellbar
8	einfaches verkompliziert; für kurze Eingriffe nicht hilfreich, anders bei Eingriffen ab zwei Stunden, da könnte ein Benefit erkennbar sein; nicht für Anfänger geeignet	Einhändige Steuerung	teilweise umständlich (z.B. komplette Neueingabe der Medikamente notwendig, wenn nicht vorher bestätigt	Boluseinstellung (Skala von *mg* bzw. *µg*), Bolusapplikation, Spritzenwechsel, Profileinstellung	sämtliche Daten sollten eingestellt sein, bevor Patient in den OP kommt, dann anschließen und dann durch einen gemeinsamen Knopf alles starten	Anästhesie-OP sowie Intensiv-Langzeitbeatmung, sonst nicht
9	umfangreich, bietet alle Funktionen im Zusammenhang mit der TIVA	Controller-Display gut ablesbar, Menüwahl mit Drehrad gut	Eingabe vom Namen zu zeitaufwendig, Eingaben mit Drehrad zu kompliziert, Erinnerungsalarm überflüssig, zu viele Menüunterpunkte	Verlust der bereits eingegebenen Daten	Menüs lieber tiefer verschachteln, dafür weniger Infos am Controller sichtbar, Pumpenselektion an Pumpe selbst	ITS, da weniger zeitkritisch
10	umständlich, "aufgeblasen" (i.S.v. zu komplex), unübersichtlich	Grafische Darstellung zum Überblicken der verabreichten Mengen; Bilanz- und Trendfunktion	Zu viele Eingaben	Eingabebestätigung zu häufig, Bolusgaben sehr umständlich	einfachere Darstellung, Tastatur zur Dateneingabe, extra Taste für Eingabebestätigung	Intensivstation

In der durchgeführten Produktevaluation werden die Defizite der Prozessunterstützung des untersuchten Systems detailliert erfasst. Diese ergeben lediglich ein Prozessmodul mit hoher Prozessrelevanz, das nicht ausreichend durch die Funktionalität des untersuchten TIVA-Systems unterstützt wird. Weiteres Verbesserungspotential ergibt sich aus einer verbesserten Systemintegration, die durch das Standardisieren von Schnittstellen zum Daten- und Informationsaustausch umgesetzt werden kann. Ihre Prozessrelevanz ist allerdings gering. Anhand der ermittelten Defizite können Anforderungen an eine zukünftige TIVA-Einheit definiert werden.

Beim Benutzertest sind durch die Technik des Lauten-Denkens (Think-Aloud) vereinzelt Gespräche mit dem Versuchsleiter provoziert worden, wodurch die Gefahr besteht, dass die Reliabilität der Ergebnisse beeinträchtigt wird.

In Einzelfällen war ein gezieltes Eingreifen und Unterstützen durch den Versuchsleiter erforderlich, um Fehlhandlungen zu korrigieren oder zu lange Bearbeitungszeiten der Probanden zu vermeiden. Durch dieses Verhalten wird die Durchführungsobjektivität des Benutzertests beeinträchtigt. Allerdings werden die entsprechenden Hilfestellungen beim Bewerten der Teilhandlungen berücksichtigt.

In der durchgeführten Studie sind nur Anästhesisten eingesetzt worden, die über keine praktische Erfahrung im Umgang mit TIVA verfügen. Dadurch kann kein Erfahrungswissen beim Umgang mit gleichen oder ähnlichen Systemen vorausgesetzt werden. Dies erfordert eine sehr detaillierte Handlungsanweisung zur Versuchsdurchführung, um eine ausreichende Retest-Reliabilität zu gewährleisten. Als Folge konzentrieren sich die ermittelten Bediendefizite häufig auf die Dialoggestaltung des TIVA-Systems und weniger auf Defizite in der Bedienstruktur und der Menüführung. Eine genauere Analyse der Menüführung erfordert eine weniger detaillierte Handlungsanweisung, damit die Probanden freier mit dem TIVA-System interagieren. Der vorgegebene Detaillierungsgrad der Versuchsdurchführung hat damit einen wichtigen Einfluss auf die Art der erzielten Ergebnisse.

Zur Versuchsplanung war ein hohes Maß an medizinischem Expertenwissen erforderlich, weswegen ein Facharzt für Anästhesiologie frühzeitig in die Konzeption des Benutzertests einbezogen wurde. Bei der Auswertung der Videodokumentation erwies sich die Unterteilung der beobachteten Handlungen in die drei Kategorien des Ampelschemas als schwierig, da der Versuchsleiter lediglich anhand der Kommentare und am Verhalten der Probanden beurteilen musste, wie gut das Gerät bedient wird. Das Fehlen objektiver Kenngrößen schränkt hierbei die Auswertungsobjektivität ein.

Die in der Benutzerbefragung verwendeten Items dienen der explorativen Datenerhebung und erweisen sich als gut geeignet, die Akzeptanz der Benutzer gegenüber dem TIVA-System zu erfassen. Zusätzlich können Einzelheiten und Wünsche zur Systemgestaltung gut berücksichtigt werden. Trotz ihrer eingeschränkten Objektivität sind sie damit geeignet, die beobachteten Testergebnisse zu ergänzen und zu bestätigen.

Durch das beschriebene Vorgehen werden wichtige Bediendefizite und eine zum Teil unangemessene Komplexität des untersuchten TIVA-Systems aufgedeckt und genauer beschrieben.

7.1.5 *Fazit*

Folgende Erfahrungen können als Fazit des Beispiels Produktevaluation benannt werden:

- Der starke Einfluss der Prozessanalyse auf die nachfolgende Vorgehensweise der Evaluation erfordert ein bewusstes, möglichst frühzeitiges Abschätzen des erforderlichen Detaillierungsgrads. Dieser ist unter Berücksichtigung der Aufgabenstellung (und der damit verbundenen Zielsetzung der Untersuchung) sowie unter Berücksichtigung der weiteren, angestrebten Vorgehensweise festzulegen.
- Die Variation des Detaillierungsgrads der Versuchsbeschreibung des Benutzertests hat Einfluss auf die Art der erzielten Ergebnisse. Eine detaillierte Handlungsanweisung ermöglicht den Einsatz von Probanden ohne Systemwissen und liefert konkrete Defizite insbesondere der Dialoggestaltung. Eine abstraktere Versuchsbeschreibung erfordert mehr Vorwissen der Probanden (z. B. durch Vorkenntnisse mit Geräten gleicher Zweckbestimmung). Es ist zu erwarten, dass eine solche Vorgehensweise zu mehr Defiziten in der Bedienstruktur und der Menüführung führt.
- Fehlendes Vorwissen der Probanden im Umgang mit dem Gerät muss durch eine standardisierte Kurzeinweisung vor dem Versuch kompensiert werden, um eine möglichst einheitliche Versuchsdurchführung zu gewährleisten und die Retest-Reliabilität zu verbessern.
- Eine frühzeitige Integration medizinischer Fachkompetenz in die Konzeption und Durchführung von Benutzertests ist sinnvoll und sollte bei komplexen medizinischen Arbeitsprozessen Standard sein, um eine hinreichende Validität der Ergebnisse zu gewährleisten.

7.2 Produktbenchmarking

Das dargestellte Beispiel erläutert die vergleichende Evaluation der Gebrauchstauglichkeit von zwei Anästhesiedatenmanagementsystemen.

Ziel der durchgeführten Untersuchung ist die Auswahl eines geeigneten Datenmanagementsystems für die anästhesiologische Abteilung einer japanischen Universitätsklinik.

7.2.1 *Situation*

Die narkosebegleitende Dokumentation von physiologischen Patientendaten und der am Patienten durchgeführten anästhesiologischen Tätigkeiten gehören zur Routineaufgabe des Anästhesisten während eines operativen Eingriffs. Bislang verwendete, papiergestützte Dokumentationssysteme werden zunehmend durch elektronische

Anästhesiedatenmanagementsysteme ersetzt. Vorteile dieser Systeme sind die höhere Datenqualität durch eine Online-Datenerfassung, die bessere Verfügbarkeit der dokumentierten Informationen und die Möglichkeit der Vernetzung mit anderen Datenmanagementsystemen im Krankenhaus (z. B. elektronische Patientenakte, OP-Planung, Bilanzierungs- und Abrechnungssysteme), welche die statistische und wissenschaftliche Auswertung der erfassten Daten vereinfachen.

Die Anschaffung eines Anästhesiedokumentationssystems ist neben den hohen Beschaffungskosten mit einem großen organisatorischen Aufwand für dessen Implementierung und die erforderliche Qualifizierung der Mitarbeiter verbunden. Für die Auswahl eines geeigneten Systems spielt daher die zu erwartende Gebrauchstauglichkeit eine große Rolle.

Zur Unterstützung einer Investitionsentscheidung einer Abteilung für Anästhesie und Intensivmedizin eines japanischen Universitätsklinikums soll die Gebrauchstauglichkeit von zwei Anästhesiedatenmanagementsystemen prospektiv ermittelt und summativ miteinander verglichen werden (System A *vs.* System B).

7.2.2 Methode

Die Prozessanalysen werden am *Kyushu University Hospital* in Fukuoka (Japan) mit zwei Narkoseärzten und dem Leiter der Abteilung für Medizintechnik durchgeführt. Die Usability-Evaluation erfolgt durch eine Kombination aus Benutzertest (Lautes-Denken) und Anwenderbefragung (n=20) im Versuchsoperationssaal des Lehrstuhls für Arbeitswissenschaft und Produktergonomie der TU Berlin. Als Anwendungsszenario für den Benutzertest wird eine Anästhesieeinleitung an einem männlichen Patienten mit leichten Vorerkrankungen (ASA-Risikogruppe II)[3] simuliert. Zur Standardisierung der Versuchsdurchführung bekommen die Anästhesisten die Vorgehensweise der Anästhesieeinleitung, die Dosierung der benötigten Medikamente sowie weitere Geräte- und Patientendaten auf Handzetteln zur Verfügung gestellt. Der durchgeführte Benutzertest gliedert sich in zwei Phasen:

1. Phase: Versuchsdurchführung ohne Einweisung
   Die Probanden führen die in der Aufgabenstellung geforderten Handlungen ohne eine Einweisung in das Anästhesiedatenmanagementsystem durch.
2. Phase: Versuchsdurchführung mit standardisierter Einweisung
   Die Probanden erhalten nach dem ersten Versuchsdurchlauf eine standardisierte Einweisung in die Bedienung des untersuchten Systems und führen den Versuch in leicht abgeänderter Form erneut durch[4].

[3] Von der „American Society of Anaesthesiologists" herausgegebene Risikoeinteilung für Narkosepatienten. Es werden insgesamt 5 Narkoserisikogruppen unterschieden.

[4] In der Versuchsphase 2 wird auf das Ausführen der Sekundärhandlungen (Anschließen des Monitoring, Intubation des Patienten, Medikamente applizieren etc.) verzichtet, um die Versuchszeit zu reduzieren.

Die Teilhandlungen beider Versuchsdurchläufe werden auf Videoband aufgezeichnet, mit Hilfe eines Drei-Stufe-Bewertungsverfahrens (Ampelschema) bewertet und für jede Teilhandlung zu Mittelwerten (Median) zusammengefasst. Zusätzlich wird die Mittlere Streuung als Maß für die Homogenität der Stichprobe berechnet. Die im Versuch erstellten Narkoseprotokolle werden nach dem Test vom Versuchsleiter auf Vollständigkeit und Richtigkeit geprüft.

Ergänzend wird die Benutzerakzeptanz des Systems auf der Basis von vordefinierten Aussagen zur Bedienbarkeit und Funktionalität mit Hilfe einer fünfstufigen Zustimmungsskala (Likert-Skala) erfasst. Die Durchführbarkeit und Qualität des erstellten Versuchsdesigns wird in einem Pre-Test überprüft.

7.2.3 Ergebnis

7.2.3.1 Prozessanalyse

Auf der Grundlage von Vorarbeiten kann der anästhesiologische Arbeitsprozess in die Prozessphasen *Anästhesievorgespräch*, *Narkoseeinleitung*, *Narkoseführung* und *Narkoseausleitung* unterteilt werden.

Durch die begrenzte Analysezeit in Japan werden lediglich die Prozessphasen*Anästhesievorgespräch* (*Pre Anesthesia Phase*) und *Narkoseeinleitung* (*Anesthesia Induction Phase*) in die Prozessanalysen einbezogen. In diesen Phasen ist die höchste Interaktionsdichte zwischen Anwender und Datenmanagement zu erwarten (Abb. 7.4).

Die Prozessanalysen ergeben, dass die Patienten nach dem Einschleusen in den OP-Bereich vom Pflegepersonal in den vorbereiteten OP geschoben und auf den OP-Tisch umgelagert werden, so dass die Narkoseeinleitung direkt im OP-Saal stattfindet.

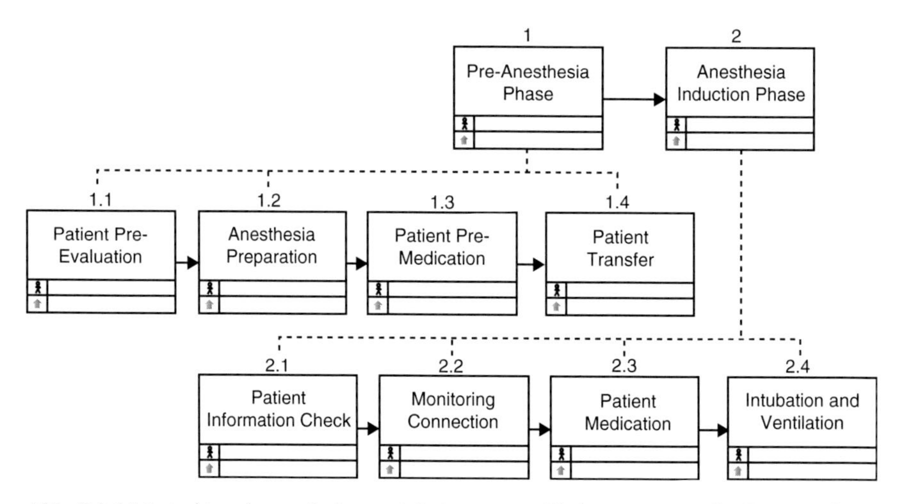

Abb. 7.4 Metastruktur der analysierten Arbeitsprozesse Narkosevorgespräch *(Pre-Anesthesia Phase)* und Narkoseeinleitung *(Anesthesia Induction Phase)*

Insgesamt werden 2 Anästhesievorgespräche und 4 Narkoseeinleitungen teilnehmend beobachtet, in Prozessflussdiagrammen abgebildet und mit den beteiligten Mitarbeitern (n = 3) der Abteilung partizipativ analysiert. Als Ergebnis werden 32 Prozessmodule für das Anästhesievorgespräch und 23 Prozessmodule für die Narkoseeinleitung identifiziert.

Nachfolgend ist exemplarisch das erstellte Prozessflussdiagramm für den Teilprozess Patienten-Vorbegutachtung (*Patient Pre-Evaluation*) dargestellt (Abb. 7.5).

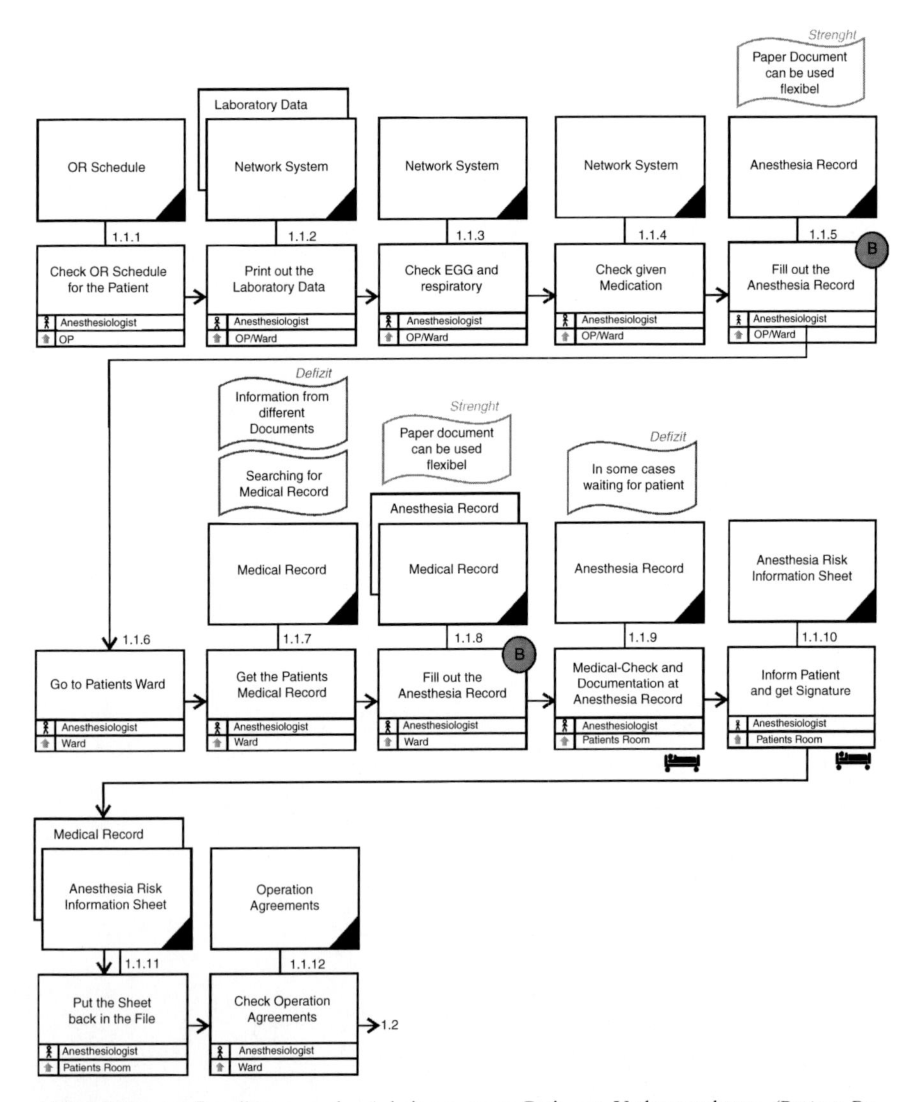

Abb. 7.5 Prozessflussdiagramm des Arbeitsprozesses Patienten-Vorbegutachtung *(Patient Pre-Evaluation)*

7.2.3.2 Prozessunterstützung

Von den 32 erfassten Prozessmodulen der Phase *Anästhesievorgespräch* können 23 durch ein Anästhesiedatenmanagementsystem unterstützt werden. Für die Prozessphase *Narkoseeinleitung* sind 9 von 23 Prozessmodulen durch ein System zu unterstützen. Die ermittelten Ergebnisse der aktuellen Prozessunterstützung und die Relevanz der unterstützten Prozessmodule sind nachfolgend dargestellt (Tab. 7.6).

Defizite in der Prozessunterstützung ergeben sich aus der Differenz der möglichen zur aktuellen Prozessunterstützung. Nachfolgend werden exemplarisch ein Defizit der Prozessunterstützung für System A und drei Defizite der Prozessunterstützung für System B vorgestellt.

Beispiel für ein Defizit der Prozessunterstützung bei System A

Der für die Evaluation zur Verfügung gestellte Softwareprototyp des Anästhesiedatenmanagementsystems A unterstützt keine Prozessmodule der Prozessphase *Anästhesievorgespräch*. Durch das System werden lediglich die Prozessphasen *Narkoseeinleitung*, *Narkoseführung* und *Narkoseausleitung* unterstützt. Für die Prozessphase *Narkoseeinleitung* ergibt sich z. B. folgendes Defizit:

- Prozessmodul 2.1.3: „Check the patient´s final vital signs…"
  Das System soll die auf der Station bereits aufgenommenen Patientendaten dem Anästhesisten zur Verfügung stellen. Diese Funktion wird von System A nicht zur Verfügung gestellt.

Tab. 7.6 Prozessunterstützung und Relevanz der Prozessmodule sowie Unterstützung durch die Anästhesiedatenmanagementsysteme A und B

Prozess-relevanz	Anzahl identifizierter Prozessmodule						
	Prozessunterstützung möglich	Unterstützung System A			Unterstützung System B		
Phase: Anästhesievorgespräch		voll	z. Teil	keine	voll	z. Teil	keine
Hoch	0	0	0	0	0	0	0
Mittel	12	0	0	12	9	0	3
Niedrig	11	0	0	11	5	0	6
Gesamt	23	0			14		
Phase: Narkoseeinleitung		voll	z. Teil	keine	voll	z. Teil	keine
Hoch	7	7	0	0	7	0	0
Mittel	2	1	0	1	1	0	1
Niedrig	0	0	0	0	0	0	0
Gesamt	9	8			8		

Beispiele für Defizite der Prozessunterstützung bei System B

Für die Prozessphase *Anästhesievorgespräch* werden beispielhaft einige Defizite dargestellt:

- Prozessmodule 1.1.5 und 1.1.8: „Fill out the according patient's data..."
  Das Anästhesiedatenmanagementsystem muss die benötigten Patientendaten automatisch aus dem Krankenhausinformationssystem laden und in das Narkoseprotokoll übertragen. Diese Funktion wird vom System B nicht unterstützt.
- Prozessmodul 1.2.10: „Order Process Monitoring..."
  Das System sollte den Anästhesisten beim Bestellen benötigter Medizintechnik unterstützen. Bestellformulare sollten in digitaler Form verfügbar sein. Die Bestellung sollte elektronisch erfolgen. Diese Funktion wird nicht vom System B unterstützt.

Für die Prozessphase Narkoseeinleitung ergibt sich beispielsweise folgendes Defizit:

- Prozessmodul 2.1.3: „Check the patient´s final vital signs..."
  Das System sollte die auf der Station aufgenommenen Patientendaten zur Verfügung stellen. Diese Funktion wird von System B nicht zur Verfügung gestellt.

7.2.3.3 Usability-Evaluation

Die Prozessanalyse ermittelt acht Usability relevante Prozessmodule. Diese können vollständig durch das ausgewählte Anwendungsszenario *Narkoseeinleitung* abgebildet werden. Die Versuchsdurchführung erfolgt an einem simulierten Narkosearbeitsplatz mit Patientenmonitoring (EKG, SpO_2, Temperatur etc.), Narkosebeatmungsgerät, Operationstisch, mehreren Infusions- und Infusionsspritzenpumpen sowie zahlreichen weiteren anwendungstypischen Kleinmaterialien (Laryngoskop, Abdecktücher, Desinfektionsmittel, Medikamentenspritzen etc.). Zur Patientensimulation wird ein Reanimationstrainer der Fa. *ambuman* eingesetzt.

Vor der Narkoseeinleitung müssen die Patienten- und Narkosedaten in das System eingegeben werden (Teilabschnitt *Narkosevorbereitung am System*). Anschließend erfolgt die Einleitung, die mit Hilfe des untersuchten Anästhesiedatenmanagementsystems (System A oder System B) dokumentiert wird. Im Benutzertest müssen am System A insgesamt 33 und am System B insgesamt 35 Teilhandlungen ausgeführt werden. Die unterschiedliche Zahl von Teilhandlungen für System A und B resultiert aus der Menügestaltung der grafischen Benutzeroberfläche der Datenmanagementsysteme und ist für deren Usability ohne Bedeutung.

Als repräsentative Anwendergruppe werden Narkoseärzte ohne bzw. lediglich mit geringen Vorerfahrungen im Umgang mit Anästhesiedatenmanagementsystemen ausgewählt (n = 20). Da die grafische Benutzeroberfläche der evaluierten Systeme nur in einer englischsprachigen Version zur Verfügung steht, werden für den Versuch nur Probanden zugelassen, die über gute bis sehr gute englische Sprach-

Tab. 7.7 Ergebnisse der bewerteten Teilhandlungen des Benutzertests

Bewertete Ausführung	Teilhandlungen			
	System A		System B	
	ohne Einweisung (Phase 1)	mit Einweisung (Phase 2)	ohne Einweisung (Phase 1)	mit Einweisung (Phase 2)
Schlecht (Wert 3)	5 (15%)	1 (3%)	5 (14%)	0 (0%)
Kritisch (Wert 2)	9 (27%)	2 (6%)	8 (23%)	2 (6%)
Gut (Wert 1)	19 (58%)	30 (91%)	22 (63%)	33 (94%)
Gesamt	33 (100%)		35 (100%)	

kenntnisse verfügten (Auswahl über standardisiert abgefragte Selbsteinschätzung der Probanden). Die Zuordnung der Versuchspersonen zu den Datenmanagementsystemen A und B erfolgt gleichverteilt randomisiert.

Die bewerteten Teilhandlungen des Benutzertests sind nachfolgend dargestellt (Tab. 7.7).

Die erstellten Narkoseprotokolle werden hinsichtlich der vollständigen und richtigen Eingabe der Anästhesiedaten überprüft. Die Ergebnisse sind ebenfalls nachfolgend dargestellt (Tab. 7.8).

Bediendefizite sind Teilhandlungen, die in ihrer Ausführung im Mittel schlecht (rot) oder kritisch (gelb) bewertet werden. Eine vollständige Übersicht der bewerteten Teilhandlungen befindet sich im Anhang des Beispiels Produktauswahl (Tab. 7.12., 7.13). Nachfolgend sind exemplarisch zwei Bediendefizite der untersuchten Anästhesiedatenmanagementsysteme dargestellt:

- Beispiel für Bediendefizit System A, Teilhandlung 32: Überprüfen der Parameter
  Die Probanden können ein benötigtes Untermenü des Narkoseprotokolls nicht öffnen. Zum Öffnen muss mit dem Eingabeinstrument Maus auf den Patientennamen in der oberen linken Bildschirmecke geklickt werden. Die erforderliche Aktion ist für die Versuchsteilnehmer nicht vorhersehbar. Das System liefert

Tab. 7.8 Ergebnisse der Auswertung der im Benutzertest erstellten Narkoseprotokolle

Überprüfte Inhalte	Richtige Eingaben (von 10 VP)			
	System A		System B	
	ohne Einweisung (Phase 1)	mit Einweisung (Phase 2)	ohne Einweisung (Phase 1)	mit Einweisung (Phase 2)
Applizierte Medikamente richtig eingegeben	1	4	1	6
Kommentare korrekt eingegeben	4	10	7	9
Ereignisse vollständig eingegeben	3	6	4	9
Zeitliche Abfolge der Eingaben richtig	6	6	3	7

keinen Hinweis auf die erforderliche Interaktion. Das Bediendefizit bleibt auch nach der standardisierten Einweisung (Phase 2) bestehen. Die Verknüpfung des Patientennamens zum Aufrufen der Voransicht ist auf der Benutzeroberfläche nicht als aktives Element zu erkennen.

- Beispiel für Bediendefizit System B, Teilhandlung 17: Öffnen des Menüs *Limits/Alarms*
  Die Probanden sollen ein Untermenü (Konfigurationsmenü) für die Alarmeinstellung (*Limits/Alarms*) öffnen. Das Untermenü *Limits/Alarms* kann ohne Einweisung (Phase 1) von 8 Versuchspersonen nicht geöffnet werden. Es existiert kein Piktogramm zur Auswahl für das Untermenü. Die Probanden bewegten daher den Mauspfeil auf den *HR-Button* des Bildschirms und versuchen, durch Drücken der linken Maustaste das Untermenü zu öffnen. Durch dieses Vorgehen wird die Online-Aufzeichnung der Herzfrequenz gestoppt. Nach Hilfestellung durch den Versuchsleiter wird durch Drücken der rechten Maustaste zwar das benötigte Pop-Up Fenster geöffnet, in dem unter dem Menüpunkt *Properties* die gewünschten Einstellungen vorgenommen werden können, dies wird allerdings von den Probanden nicht erkannt. Stattdessen wird versucht, die Alarmgrenzen durch aktivieren der Menüpunkte *Edit HR*, *Enter HR* oder *Vitals Sets* zu konfigurieren. Nach der standardisierten Einweisung (Phase 2) ist zwar eine Verbesserung der Ausführung zu erkennen, die Teilhandlung wird allerdings immer noch von 2 Probanden gar nicht und von 4 Probanden nur unzureichend bewältigt und somit als kritisch bewertet.

7.2.3.4 Benutzerakzeptanz

Die Ergebnisse der allgemeinen Beurteilung der Usability der untersuchten Systeme sind nachfolgend dargestellt (Abb. 7.6).

Die Ergebnisse der Beurteilung der Funktionalität des untersuchten Systems sind in Abb. 7.7 dargestellt

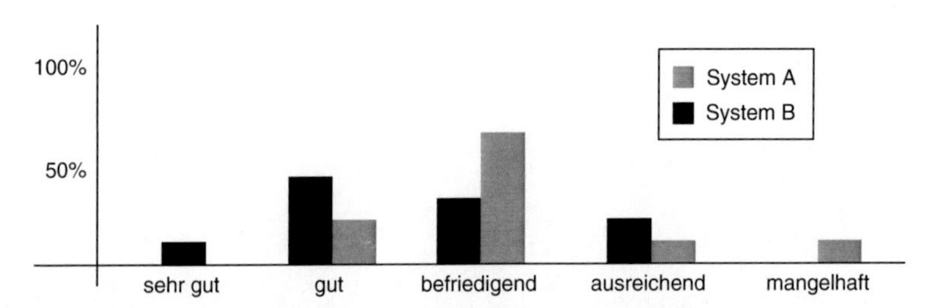

Abb. 7.6 Ergebnis der allgemeinen Beurteilung der Usability; Antworten auf die Frage: Wie beurteilen Sie die Bedienbarkeit des untersuchten Systems?

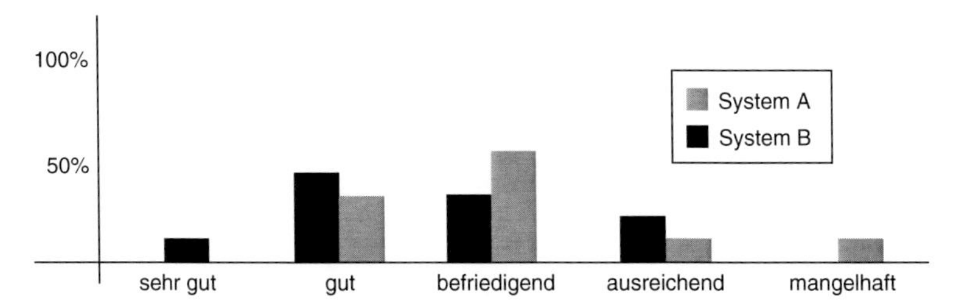

Abb. 7.7 Ergebnis der allgemeinen Beurteilung der Funktionalität; Antworten auf die Frage: Wie beurteilen Sie die Funktionalität des untersuchten Systems?

7.2.4 Diskussion

7.2.4.1 Quantitative Bewertung der Gebrauchstauglichkeit

Zur Quantifizierung werden der ermittelten Prozessrelevanz der einzelnen Prozessmodule Zahlenwerte von 1 (niedrig) bis 3 (hoch) zugeordnet[5].

Für die Prozessunterstützung der Systeme A und B werden Zahlenwerte von 0 (keine Unterstützung) bis 2 (volle Unterstützung) vergeben (siehe Anhang Tab. 7.11). Die quantifizierte Prozessunterstützung (QPU) für das System A ergibt sich durch die Summe der Produkte der unterstützten Prozessmodule und deren Relevanz. Dieser Wert wird auf eine maximale Prozessunterstützung bezogen. Diese ergibt sich aus der Summe der Produkte der möglichen Prozessunterstützungen und der Relevanz der betrachteten Prozessmodule. Die Berechnung ist in Formel 6 dargestellt. Die Prozessunterstützung der Prozessphasen *Anästhesievorgespräch* und *Narkoseeinleitung* werden zur verbesserten Darstellung zusammengefasst.

In Analogie wird die Prozessunterstützung für das System B berechnet (siehe Anhang Tab. 7.11). Die Berechnung ist in Formel 7.1 und 7.2 dargestellt und wird auf Grundlage der dargestellten Einzelergebnisse der Tab. 7.6 durchgeführt.

$$QPU = \frac{\sum (PR_i \times PU_{ai})}{\sum (PR_i \times PU_{max})} \times 100\% = \frac{46}{120} \times 100\% = 38\% \qquad (7.1)$$

PU_{ai}: Aktuelle funktionale Prozessunterstützung des betrachteten Prozessmoduls

PU_{max}: Maximale Prozessunterstützung

PR_i: Prozessrelevanz des betrachteten Prozessmoduls

QPU: Quantifizierte funktionale Prozessunterstützung (%)

[5] Durch diese Wertezuweisung werden beim Ermitteln der aktuellen funktionalen Prozessunterstützung Prozessmodule mittlerer Prozessrelevanz doppelt und Prozessmodule hoher Prozessrelevanz dreifach gewertet.

$$QPU = \frac{\sum (PR_i \times PU_{ai})}{\sum (PR_i \times PU_{max})} \times 100\% = \frac{92}{120} \times 100\% = 77\% \quad (7.2)$$

PU_{ai}: Aktuelle funktionale Prozessunterstützung des betrachteten Prozessmoduls

PU_{max}: Maximale Prozessunterstützung

PR_i: Prozessrelevanz des betrachteten Prozessmoduls

QPU: Quantifizierte funktionale Prozessunterstützung (%)

Zur Quantifizierung der Usability-Ergebnisse erfolgt zuerst eine Konvertierung der Ergebnisse in eine positive Rangreihe. Hierzu werden die Bewertungsergebnisse (siehe Anhang Tab. 7.12 and 7.13) von der Zahl 4 subtrahiert. Die so berechneten Ergebnisse werden mit der Relevanz der jeweiligen Teilhandlung multipliziert, für die Zahlenwerte von 1 (niedrig) bis 3 (hoch) vergeben werden. Die Summe dieser Produkte ist in Analogie zur Berechnung der Prozessunterstützung, auf die maximal zu erreichende Bewertung zu beziehen. Diese ergibt sich aus der Summe aller Produkte der maximalen Usability-Bewertung und der Relevanz des betrachteten Teilhandlungsschrittes.

Die Relevanz der untersuchten Teilhandlungsschritte ist für beide Testreihen einheitlich hoch (Wert = 3). Die Vorgehensweise der Quantifizierung ist in Formel 7.3 dargestellt. Die Ergebnisse sind nachfolgend dargestellt (Tab. 7.9).

$$QU = \frac{\sum (TR_i \times (4 - UB_{ai}))}{\sum (TR_i \times UB_{max})} \times 100\% \quad (7.3)$$

UB_{ai}: Usability Bewertung der betrachteten Teilhandlung

UB_{max}: Maximale Usability Bewertung (Wert = 3)

TR_i: Relevanz der betrachteten Teilhandlung

QU: Quantifizierte Usability (%)

Tab. 7.9 Ergebnisse der Quantifizierung der Benutzertests

	System A		System B	
	ohne Einw. (Phase 1)	mit Einweisung (Phase 2)	ohne Einw. (Phase 1)	mit Einweisung (Phase 2)
$\Sigma(TR_i \times (4 - UB_{ai}))$	240	285	261	309
$\Sigma(TR_i \times UB_{max})$	297	297	315	315
QU	81%	96%	83%	98%

7.2.4.2 Synthese der Ergebnisse

Die Synthese der Einzelergebnisse erfolgt durch das Bilden des Gebrauchstauglichkeitswertes (GT). Dieser ergibt sich aus der Wurzel der multiplizierten Einzelbewertungen. Die Ergebnisse sind nachfolgend dargestellt (Tab. 7.10).

$$GT = \sqrt{QPU \times QU} \tag{7.4}$$

GT: Gebrauchstauglichkeitswert (%)
QPU: Quantifizierte aktuelle funktionale Prozessunterstützung (%)
QU: Quantifizierte Usability (%)

Die Ergebnisse der quantifizierten Gebrauchstauglichkeit sind nachfolgend vergleichend dargestellt (Abb. 7.8).

Es ist zu erkennen, dass das System B bessere Gebrauchstauglichkeitswerte erzielt. Beim Vergleich der berechneten Einzelergebnisse wird der Unterschied in der Prozessunterstützung der Anästhesiedatenmanagementsysteme A und B deutlich. Dieser Unterschied resultiert aus der fehlenden Prozessunterstützung des Systems A für die Prozessphase *Anästhesievorgespräch*. In der Prozessphase Narkoseeinleitung unterscheidet sich die Prozessunterstützung beider Systeme nicht.

Die Evaluation der Usability erfolgte für das Anwendungsszenario *Narkoseeinleitung*. Hier treten nur geringe Unterschiede bei der Versuchsdurchführung ohne Einweisung in das System (Phase 1) auf. System B erzielt in dieser Versuchsphase geringfügig bessere Ergebnisse. Nach der standardisierten Einweisung erzielen beide Systeme gute Usability Ergebnisse. Der ermittelte Unterschied ist praktisch vernachlässigbar.

Die Gebrauchstauglichkeit des Anästhesiedatenmanagementsystems B ist nach einer aufgabenorientierten Einweisung der Probanden zusammenfassend als gut bis sehr gut zu bezeichnen. Die ermittelten Defizite der Prozessunterstützung sind von untergeordneter Bedeutung (geringe Prozessrelevanz). Sie sind allerdings gut geeignet um zukünftige Anforderungen an eine weiterführende Unterstützung der medizinischen Arbeitsabläufe zu definieren. Besonders wünschenswert ist dabei die Ankopplung des Systems an bereits bestehende Datenmanagementsysteme und das Unterstützen von Sekundärtätigkeiten (z. B. Bestellen von Medikamenten, Medizintechnik etc.) oder das Bereitstellen hausinterner Checklisten (z. B. Geräte- oder Arbeitsplatzcheck, Aufrüsten des Medikamentenwagens etc.) für unerfahrene Anästhesisten.

Tab. 7.10 Ergebnisse der quantifizierten Gebrauchstauglichkeit

	System A		System B	
	ohne Einw. (Phase 1)	mit Einweisung (Phase 2)	ohne Einw. (Phase 1)	mit Einweisung (Phase 2)
GT	55%	60%	80%	87%

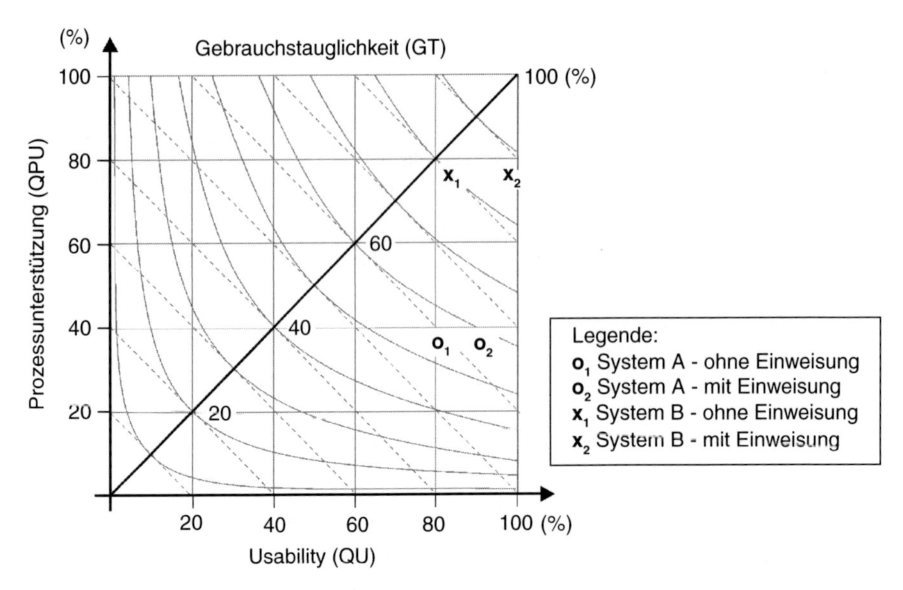

Abb. 7.8 Darstellung der Ergebnisse der quantifizierten Gebrauchstauglichkeit

Hinsichtlich der Usability sollte besonders die Selbsterklärungsfähigkeit des Systems verbessert werden. Ein Einsatz ohne ausreichende Anwenderschulung ist gegenwärtig nicht zu empfehlen. Fehlende Benutzerrückmeldungen und eine unzureichende Fehlerrobustheit führen zu schweren Bediendefiziten. Bei der Implementierung des Systems sollte in den Anwenderschulungen besonders intensiv auf diese Bedienschritte eingegangen werden. Ein zusätzliches Problem während des Usability-Tests bereitete – trotz der Vorauswahl der Versuchspersonen – die englischsprachige Bedienoberfläche des Datenmanagementsystems. So ist bei einigen Bediendefiziten erkennbar, dass die verwendeten Bezeichnungen für Funktionen und Untermenüs für die Probanden nicht ausreichend bekannt, bzw. nicht ausreichend selbsterklärend sind.

Die Gebrauchstauglichkeit des Anästhesiedatenmanagementsystems A ist ungenügend. Größtes Defizit ist die fehlende Unterstützung der Prozessphase *Anästhesievorgespräch*. Das System kann nur die Prozessphasen *Narkoseeinleitung*, *Narkoseführung* und *Narkoseausleitung* funktional unterstützen. Die Erweiterung des Systems und die Ankopplung an bestehende Datenmanagementsysteme (z. B. elektronische Patientenakte etc.) stellen zukünftig die wichtigste Voraussetzung für eine gute funktionale Prozessunterstützung und damit für eine gute Gebrauchstauglichkeit dar.

Die Bedienung ist in ihrer Grundstruktur übersichtlich aufgebaut und in vielen Details ergonomisch sinnvoll und selbsterklärend gelöst. Die größten Defizite verursachen allerdings auch hier fehlende oder unzureichende Benutzerrückmeldungen bei der Eingabe von Daten und Kommentaren und die zeitrichtige Eingabe von Ereignissen. Zusätzlich werden Bedienfehler durch die vorgegebene Zwangsabfolge bei der Eingabe der Ereignisse verursacht. Das System B ist durch die vorgegebene Zwangsabfolge in der Bedienung nach dem ersten Fehlerfall nur eingeschränkt steuerbar und wird dadurch sehr fehleranfällig.

Zusammenfassend handelt es sich beim Anästhesiedatenmanagementsystem B um das ergonomisch bessere System. Die Prozessunterstützung ist gut, die Bediendefizite konzentrieren sich auf klar abzugrenzende Punkte. Diese sollten in einer Einweisung den Anwendern besonders verdeutlicht werden. Trotz der umfangreicheren Funktionalität ist System B nach der aufgabenorientierten Kurzeinweisung (Phase 2) im untersuchten Anwendungsszenario gut zu bedienen.

Dieses Ergebnis spiegelt auch die Anwenderbefragung wider, in der sowohl die Funktionalität als auch die Bedienbarkeit des Datenmanagementsystems B besser als die des Systems A bewertet wurden.

System B verfügt über die bessere Gebrauchstauglichkeit und sollte bei der Beschaffung bevorzugt werden.

7.2.4.3 Diskussion der Vorgehensweise

Durch die vorgesehene Projektlaufzeit, die für die Prozessanalysen in Japan zur Verfügung standen, konnten nicht alle Prozessphasen vollständig analysiert werden. Der Narkoseprozess wurde daher bereits vor den ersten Analysen in unterschiedliche Prozessphasen gegliedert. Bei der Auswahl der zu untersuchenden Prozessphasen sollten sowohl repräsentative Handlungen und Abläufe am Patienten, als auch Tätigkeiten berücksichtigt werden, die nur mittelbar mit den Interaktionen im Narkoseprozess in Verbindung stehen. Für die Analysen vor Ort wurden daher die Phase *Narkoseeinleitung* (Anesthesia Induction Phase) und *Anästhesievorgespräch* (Pre-Anesthesia Phase) vorausgewählt. Die Analysen wurden kontinuierlich durch einen Oberarzt des *Department of Anesthesiology and Critical Care Medicine* begleitet. Zur Diskussion und Validierung standen ein weiterer Anästhesist in leitender Funktion sowie der Leiter der Abteilung für Medizintechnik zur Verfügung.

Die Evaluation der Usability der untersuchten Systeme erfolgte im Versuchsfeld des Lehrstuhls für Arbeitswissenschaft und Produktergonomie der TU-Berlin. Als Versuchspersonen wurden Anästhesisten der Universitätsklinik Charité Berlin ausgewählt. Dadurch besteht die Möglichkeit einer Beeinflussung der Ergebnisse des Benutzertests durch kulturell bedingte, unterschiedliche mentale Modelle von japanischen und deutschen Anästhesisten. Allerdings weisen die untersuchten Handlungen der Narkoseeinleitung in ihrer Abfolge und Durchführung keine bemerkenswerten Unterschiede auf, so dass eine hinreichende Validität der Ergebnisse unterstellt wird.

Eine weitere Versuchsstörgröße resultiert aus der englischsprachigen Benutzeroberfläche der Anästhesiedokumentationssysteme. Trotz guter englischer Sprachkenntnisse der Versuchspersonen (standardisiert abgefragte Selbsteinschätzung der Probanden) konnte bei einigen Defiziten der Selbsterklärungsfähigkeit der untersuchten Systeme (insbesondere bei der Auswahl von Untermenüs) nicht detailliert ermittelt werden, ob eine schlecht bewertete Teilhandlung auf eine inhaltlich ungünstige Begriffsbelegung des Untermenüs oder auf eine Sprachbarriere der Anwender zurückzuführen war. Ein Problem, das in gleicher oder ähnlicher Weise auch bei den japanischen Anwendern auftreten könnte.

Durch die gewählte Versuchsdurchführung ohne und mit Einweisung (Phase 1 vs. Phase 2) ergaben sich im Vortest sehr lange Versuchszeiten (> 1,5 Stunden). Um einem möglichen resignativen Testverhalten der Versuchspersonen vorzubeugen, wurde in der Versuchsphase 2 auf das Durchführen der primär auf den Patienten ausgerichteten Tätigkeiten verzichtet. Dadurch konnten die Versuchszeiten auf insgesamt ca. eine Stunde pro Proband begrenzt werden. Durch dieses Vorgehen ist die Durchführungs-Reliabilität der Versuchsphase 2 zur Versuchsphase 1 eingeschränkt. Durch den relativ kurzen Zeitraum zwischen dem Benutzererstkontakt (Phase 1) und der Versuchsdurchführung nach standardisierter Einweisung (Phase 2) wird die Ergebnisqualität zusätzlich beeinflusst. Zum Bestimmen der Stabilität der Testergebnisse in der Phase 2 wäre ein wiederholter Versuch mit einem zeitlichen Abstand von 1 bis 2 Tagen, und zusätzlich gegebenenfalls von 1 bis 2 Wochen, erforderlich.

Während der Benutzertests erwies sich das Abarbeiten der Durchführungsanweisung der Versuchsbeschreibung als zusätzliche Fehlerquelle, da von mehreren Probanden einzelne Teilhandlungen nicht vollständig ausgeführt wurden. Für zukünftige Untersuchungen ist es daher sinnvoll, auf die vollständige und strukturierte Bearbeitung der geforderten Teilhandlungen hinzuwirken. Dies könnte z. B. durch das Markieren bereits bearbeiteter Teilhandlungen erfolgen. Alternativ könnten dem Probanden die durchzuführenden Aufgaben vom Versuchsleiter einzeln, in chronologischer Abfolge, zur Verfügung gestellt werden.

Zusammenfassend kann die Akzeptanz der Probanden gegenüber dem Versuchsablauf als sehr gut und die Mitarbeit als kooperativ bezeichnet werden. Alle ermittelten Bediendefizite sind plausibel und können auf klare ergonomische Gestaltungsdefizite zurückgeführt werden. Sowohl die Ergebnisse der Prozessunterstützung als auch der Usability wurden in der generalisierten Anwenderbefragung bestätigt.

Die Quantifizierung der ermittelten Ergebnisse zur Prozessunterstützung und zur Usability eignet sich besonders zur Darstellung einer vergleichenden Evaluation von Medizintechnik.

7.2.5 Fazit

Folgende Erfahrungen können aus dem Beispiel für eine Produktauswahl benannt werden:

- Durch die kontinuierliche Begleitung der Prozessanalyse durch einen erfahrenen Anästhesisten erhöhen sich die Effizienz und der Detaillierungsgrad der durchgeführten Prozessanalysen. Wenn möglich sollte bereits die Phase der Prozessbeobachtung durch einen erfahrenen Anwender unterstützt werden. Die Vorgehensweise der partizipativen Prozessanalyse erweist sich darüber hinaus als ein gutes Werkzeug zur interkulturellen Zusammenarbeit.
- Die Evaluation menügesteuerter Benutzeroberflächen soll möglichst in der Muttersprache der Versuchsteilnehmer erfolgen. Ist dies nicht möglich, sollten die erforderlichen Sprachkenntnisse detailliert erfasst und ggf. um fehlende Fach-

begriffe ergänzt werden. Der durchgeführte Benutzertest liefert dann lediglich eingeschränkte Aussagen zur Selbsterklärungsfähigkeit von textkodierten Bedienelementen der Benutzeroberfläche. Diese sind bei Bedarf in weiterführenden Studien zu untersuchen.

- Das Versuchsdesign der Benutzertests sollte das vollständige Abarbeiten der vorgegebenen Versuchsaufgaben (ggf. durch ein schrittweises Vorgehen) unterstützen.
- Bei der vergleichenden Evaluation zur Produktauswahl sollte die Darstellung der Ergebnisse in quantifizierter Form erfolgen, da eine Ergebnisübersicht in Rangreihen (z. B. Ampelschema) zu einer unübersichtlicheren Darstellung führt.

7.2.6 Anhang

Tab. 7.11 Prozessrelevanz der funktional zu unterstützenden Prozessmodule und Prozessunterstützung der Anästhesiedokumentationssysteme A und B

Prozessmodul	Prozessrelevanz (Wert)			Prozessunterstützung (Wert)	
	niedrig (1)	mittel (2)	hoch (3)	System A	System B
Anästhesievorgespräch					
1.1.1	X			keine (0)	voll (2)
1.1.2		X		keine (0)	voll (2)
1.1.3		X		keine (0)	voll (2)
1.1.4		X		keine (0)	voll (2)
1.1.5		X		keine (0)	keine (0)
1.1.7		X		keine (0)	voll (2)
1.1.8		X		keine (0)	keine (0)
1.1.9		X		keine (0)	voll (2)
1.1.10	X			keine (0)	keine (0)
1.1.11	X			keine (0)	keine (0)
1.1.12	X			keine (0)	keine (0)
1.2.1		X		keine (0)	voll (2)
1.2.2		X		keine (0)	voll (2)
1.2.3		X		keine (0)	voll (2)
1.2.4		X		keine (0)	voll (2)
1.2.7	X			keine (0)	voll (2)
1.2.8	X			keine (0)	voll (2)
1.2.10		X		keine (0)	keine (0)
1.2.11	X			keine (0)	keine (0)
1.2.12	X			keine (0)	keine (0)
1.2.14	X			keine (0)	keine (0)
1.3.1	X			keine (0)	voll (2)
1.3.2	X			keine (0)	voll (2)
Narkoseeinleitung					
2.1.2		X		voll (2)	voll (2)
2.1.3		X		keine (0)	keine (0)
2.2.2			X	voll (2)	voll (2)
2.2.3			X	voll (2)	voll (2)
2.3.3			X	voll (2)	voll (2)
2.3.8			X	voll (2)	voll (2)
2.3.13			X	voll (2)	voll (2)
2.4.3			X	voll (2)	voll (2)
2.4.5			X	voll (2)	voll (2)

Tab. 7.12 Einzelergebnisse des Benutzertests System A – ohne Einweisung (Phase 1) und mit standardisierter Kurzeinweisung (Phase 2). Bewertung nach Drei-Stufen-Bewertungsverfahren – Ampelschema

Nr.	Teilhandlung	Median Phase 1	MD Phase 1	Median Phase 2	MD Phase 2
	Narkosevorbereitung am System				
1	Auswahl OP-Raum	1	0,0	1	0,0
2	Auswahl bestätigen	1	0,0	1	0,0
3	Eingabe *Remonitor* oder *Emergency*	1	0,5	1	0,0
4	Eingabe *Doctor 1*	2	0,6	1	0,2
5	Auswahl bestätigen	1	0,5	1	0,0
6	Öffnen *Patient Information*	1	0,0	1	0,0
7	Eingabe *Name, Vorname*	1	0,0	1	0,0
8	Eingabe *Patient ID*	1	0,4	1	0,0
9	Eingabe *Department*	2	0,5	1	0,0
10	Eingabe *Geburtsdatum*	1	0,0	1	0,4
11	Eingabe *Größe*	1	0,0	1	0,0
12	Eingabe *Gewicht*	1	0,0	1	0,0
13	Eingabe *Präoperative Diagnose*	1	0,8	1	0,5
14	Eingabe bestätigen	1	0,2	1	0,4
15	Öffnen der Einstellungen mit *Menue*	3	0,7	1	1,0
16	Eingabe *2 Hours*	3	0,9	1	1,0
	Narkoseprotokoll ausfüllen				
17	Eingabe kont. Infusion mit *NaCl 0,9 %*	2	0,6	2	0,8
18	Eingabe 0,5 mg *Atropin*	2	0,8	1	0,4
19	Eingabe Präoxygenierung mit 6 l O_2 / min	1	0,7	1	0,2
20	Eingabe 1 mg *Vecuronium* als Präkurarisierung	1	0,3	1	0,0
21	Narkoseeinleitung mit *Fentanyl* und *Propofol* oder *Halothane*	2	0,5	2	0,4
22	Eingabe 100 mg *Succinylcholin* (Relaxation)	1	1,0	1	0,4
23	Eintragen Faszikulationen	2	0,6	1	0,3
24	Eingabe *Ephedrin*	1	0,8	1	0,8
25	Eintragen Blutdruckabfall	1	1,0	1	0,0
26	Eintragen Anästhesiebeginn	2	1,0	1	0,0
27	Eintragen Intubation	1	0,7	1	0,5
28	Eintragen Operationsbeginn	3	0,9	1	0,0
29	Eintragen Operationsende	2	1,0	1	0,4
30	Eintragen Extubation	1	0,6	1	0,7
31	Eintragen Anästhesieende	2	1,0	1	0,6
32	Überprüfen der Parameter	3	0,7	3	1,0
33	Beenden des Protokolls	3	1,0	1	0,4

Tab. 7.13 Einzelergebnisse des Benutzertests System B – ohne Einweisung (Phase 1) und mit standardisierter Kurzeinweisung (Phase 2). Bewertung nach Drei-Stufen-Bewertungsverfahren – Ampelschema

Nr.	Teilhandlung	Median Phase 1	MD Phase 1	Median Phase 2	MD Phase 2
	Narkosevorbereitung am System				
1	Beginnen eines neuen Narkoseprotokolls	1	0,4	1	0,2
2	Bestätigen *New Case*	2	0,5	1	0,2
3	Öffnen des Dateneingabemenüs	2	0,5	1	0,4
4	Eingabe *Name, Vorname*	1	0,4	1	0,0
5	Eingabe *Medical Record Nr.*	1	0,4	1	0,0
6	Eingabe *Social Security Nr.*	1	0,5	1	0,0
7	Eingabe Geburtsdatum	1	0,5	1	0,4
8	Bestätigen der Eingaben	1	0,4	1	0,0
9	Bestätigen *New Patient*	1	0,8	1	0,0
10	Eingabe *Größe*	1	0,8	1	0,2
11	Eingabe *Gewicht*	1	0,8	1	0,0
12	Wechsel in *Procedure and Diagnosis*	1	0,8	1	0,0
13	Eingabe präoperative Diagnose	1	0,8	1	0,2
14	Wechsel in *Practitioners*	1	0,6	1	0,4
15	Auswahl *Primary Anaesthesist*	2	0,8	1	0,5
16	Verlassen des Dateneingabemenüs	1	0,6	1	0,0
17	Öffnen *Limits/Alarms* Menü	3	0,6	2	0,6
18	Konfigurieren *HR-Werte*	3	1,0	1	0,8
19	Verlassen des Konfigurationsmenüs	3	1,0	1	0,6
	Narkoseprotokoll ausfüllen				
20	Eingabe kontinuierliche Infusion mit *NaCl 0,9 %*	3	0,8	2	0,8
21	Eingabe 0,5 mg *Atropin*	2	0,5	1	0,7
22	Eingabe Präoxygenierung mit 6 l O_2 / min	2	1,0	1	0,4
23	Eingabe 1 mg *Vecuronium* als Präkurarisierung	3	1,0	1	0,4
24	Narkoseeinleitung mit *Fentanyl* und *Propofol* oder *Halothane*	1	0,5	1	0,0
25	Eingabe 100 mg *Succinylcholin* (Relaxation)	1	0,7	1	0,0
26	Eintragen Faszikulationen	1	0,8	1	0,7
27	Eingabe *Akrinor*	2	0,5	1	0,4
28	Eintragen Blutdruckabfall	1	0,7	1	0,2
29	Eintragen Anästhesiebeginn	2	0,7	1	0,0
30	Eintragen Intubation	3	0,7	1	0,4
31	Eintragen Operationsbeginn	1	0,6	1	0,4
32	Eintragen Operationsende	1	0,7	1	0,6
33	Eintragen Extubation	1	0,8	1	0,4
34	Überprüfen der Parameter	2	1,0	1	0,4
35	Beenden des Protokolls	1	0,2	1	0,0

7.3 Produktentwicklung

Bei einem deutschen Medizintechnikhersteller soll eine neue Infusionstherapiebaureihe für die Anwendungsfelder Intensivmedizin und stationäre/ambulante Pflege entwickelt werden.

Ziel des Projektes ist es, entwicklungsbegleitend die Gebrauchstauglichkeit zu analysieren und kontinuierlich zu verbessern.

7.3.1 Situation

Medizinische Geräte zur Infusionstherapie werden zur Applikation von flüssigen Substanzen am Patienten eingesetzt. Hauptanwendungsgebiet ist der Einsatz auf Intensiv- und Pflegestationen, bei dem eine Vielzahl unterschiedlicher Medikamente, Infusions- und Nährlösungen über Spritzen- und Infusionspumpen verabreicht werden. Ein weiteres Anwendungsfeld ist die ambulante Hauskrankenpflege (Home-Care-Therapie), bei der entsprechend geeignete Infusionssysteme in der häuslichen Umgebung des Patienten zum Einsatz kommen. Im Vergleich zur Intensiv- oder Pflegetherapie resultieren aus der Home-Care Anwendung andere Anforderungen an die Gebrauchstauglichkeit der eingesetzten Geräte, die in der Vergangenheit zur Entwicklung eigenständiger Infusionstherapiegeräte für beide Anwendungsbereiche geführt haben.

Im Rahmen einer Produktneuentwicklung eines deutschen Medizintechnikherstellers sollen die bestehenden Infusionstherapiegeräte zur Intensiv- bzw. Pflegetherapie und Home-Care Therapie in einer neuen Produktbaureihe vereint werden, welche die Anforderungen beider Anwendungsfelder hinreichend erfüllt. Während des Produktentwicklungsprozesses soll die Gebrauchstauglichkeit der neuen Infusionstherapiebaureihe evaluiert werden. Ziel ist es, potentielle Defizite der Gebrauchstauglichkeit möglichst frühzeitig im Produktentwicklungsprozess zu ermitteln und zu eliminieren. Durch ein iteratives Vorgehen soll eine kontinuierliche Verbesserung der Produktentwicklung erreicht werden.

7.3.2 Methode

Die Evaluation wird parallel zur Produktentwicklung konzipiert und durchgeführt. Die einzelnen Evaluationsprojekte (Projektphasen) werden in Anlehnung an den bevorstehenden Planungs- und Konstruktionsprozess in vier Abschnitte gegliedert (Abb. 7.9).

7.3.2.1 Prozessanalyse und Prozessanforderungen

Auf Grundlage einer offenen, nicht teilnehmenden Beobachtung werden die Arbeitsabläufe für den Einsatz von Infusionstherapiegeräten in den Anwendungsbereichen

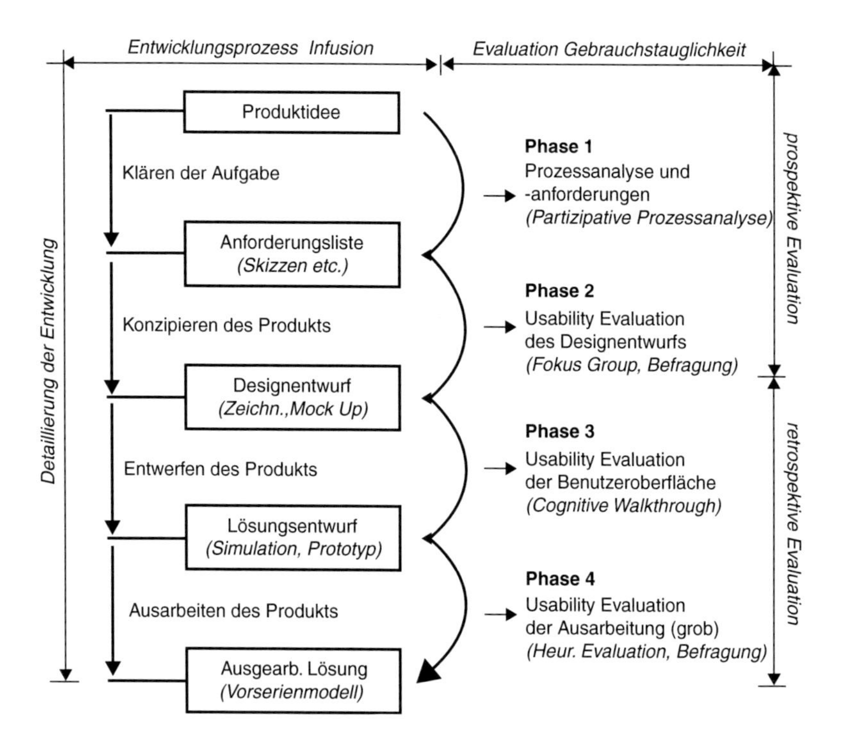

Abb. 7.9 Studiendesign zur entwicklungsbegleitenden Evaluation der Gebrauchstauglichkeit einer neuen Infusionstherapiebaureihe

Intensiv- bzw. Pflegetherapie und Home-Care Therapie erfasst und visualisiert. Die Prozesse werden partizipativ mit Anwendern der Intensivmedizin (n = 5) und Home-Care Therapie (n = 9) analysiert. Auf Grundlage der so erstellten Prozessflussdiagramme werden funktionale Anforderungen an die Infusionstherapiegeräte ermittelt und in einer Anforderungsliste zusammengefasst. Durch den Vergleich der ermittelten Anforderungen sollen dabei mögliche Zielkonflikte der Anwendungsbereiche Intensivmedizin und Home-Care frühzeitig aufgedeckt und beurteilt werden. Zusätzlich werden Usability relevante Prozessabschnitte identifiziert, die auf wichtige Anwendungsszenarien (Use-Cases) für die nachfolgende Usability-Evaluation hinweisen.

7.3.2.2 Usability-Evaluation des Designentwurfs

Im Rahmen einer Gruppendiskussion besprechen Experten aus den Bereichen Konstruktion und Entwicklung, Produktmanagement, Design, Medizin und Ergonomie (n = 7) erste Produkt- und Designentwürfe. Dabei wird die grundsätzliche Realisierbarkeit bewertet und erste Details der Benutzerschnittstelle auf Grundlage der ermittelten Use-Cases erläutert. Die Ergebnisse der Expertenrunde werden protokolliert. Zusätzlich erfolgt eine Anwenderbefragung mit Ärzten (n = 2) und Pflegekräften (n = 5) in strukturierten Einzelinterviews (14 Items), welche die Benutzerakzeptanz des vorgestellten Designentwurfs und ergänzende Informationen zur Funktionalität des Gerätes erfasst. Die Ergebnisse der Gruppendiskussion und der Anwenderbefragung werden in einer Anforderungsliste zusammengefasst und so dem Entwicklungsprozess zur Verfügung gestellt.

7.3.2.3 Evaluation der Benutzeroberfläche

Die entworfene Benutzeroberfläche wird mit Hilfe einer Softwaresimulation mit der Methode des gedanklichen Durchschreitens (Cognitive-Walkthrough) für unterschiedliche Anwendungsfälle (Use-Cases) durch Experten (n = 2) evaluiert. Mit Hilfe einer Softwaresimulation erfolgt die Evaluation einzelner Bedienhandlungen der Benutzeroberfläche, um potentielle Defizite zu ermitteln. Für die ermittelten Schwachstellen wird auf Grundlage der Prozessanalysen (Phase 1) die Prozessrelevanz bestimmt. Dabei werden folgende Use-Cases der Prozessanalysen berücksichtigt:

- Inbetriebnahme
- Ratenverstellung im Betrieb (Online-Ratenverstellung)
- Alarm (Druck- und Zeitalarm)
- Bolusgabe
- Standby-Modus
- Spritzenwechsel
- Ausschalten

Die ermittelten Defizite werden entsprechend den ergonomischen Regeln (Heuristiken), gegen die sie verstoßen, dargestellt (Tab. 7.14).

Tab. 7.14 Heuristiken zur Evaluation der Benutzungsoberfläche

Heuristik	Erläuterung
Steuerbarkeit	Möglichkeit des Anwenders, jederzeit aktiv den Zustand des Systems zu beeinflussen
Konsistenz	Einheitliche Bedienführung, gleichförmige Gestaltung von Handlungsabläufen (Bediensequenzen)
Erkennen von Bedienfehlern	Fähigkeit des Systems, Bedienfehler (z.B. Fehleingaben) zu erkennen und dem Anwender angemessen zurückzumelden
Prozessunterstützung	Anpassung der erforderlichen Bedienschritte an den zu unterstützenden Arbeitsprozess
Geräterückmeldungen	Einfache, direkte und verständliche Meldungen und Aufforderungen
Selbsterklärungsfähigkeit	Intuitive Gerätebedienung, Fähigkeit des Systems, den Anwender durch einzelne Bedienschritte zu leiten

7.3.2.4 Usability-Evaluation der Ausarbeitung

Anhand eines funktionseingeschränkten Prototyps der neuen Infusionstherapiebaureihe und einer Softwaresimulation der Benutzungsoberfläche erfolgt die Evaluation der Bedienbarkeit und der Benutzerakzeptanz. Es wird eine Kombination aus Heuristischer-Evaluation und Anwenderbefragung mit Pflegekräften und Intensivmedizinern (n = 11) durchgeführt. Die Probanden werden mit Hilfe einer standardisierten Anleitung in die Bedienung der Softwaresimulation eingewiesen. Zur Veranschaulichung des Produktkonzepts der Infusionstherapiebaureihe dient der funktionseingeschränkte Prototyp. Das Bearbeiten der vorgegebenen Anwendungsszenarien erfolgt mit Hilfe der überarbeiteten und erweiterten Softwaresimulation aus Projektphase 3, die den Probanden an einem Touch-Screen Monitor zur Verfügung gestellt wird. Die bei der Bedienung auftretenden Defizite werden von den Versuchspersonen den vorgegebenen Heuristiken zugeordnet und dokumentiert. Anschließend bestimmt der Versuchsleiter die Prozessrelevanz der ermittelten Schwachstellen.

Die Anwenderbefragung erfolgt mit Hilfe eines Fragebogens zur Bedienbarkeit des Systems, bei dem die Versuchspersonen die Zustimmung zu vorgegebenen Aussagen (17 Items) mit Hilfe einer fünfstufigen Bewertungsskala (Likert-Skala) angeben. Die Auswertung erfolgt unter Anwendung der System-Usability-Scale, bei der ein prozentualer Zustimmungsgrad zu den Items ermittelt wird. Ergänzend werden in einem Einzelinterview positive und negative Aspekte der Gerätebedienung erfasst. Dieses Vorgehen basiert analog zur *Critical-Incident-Technique* auf der Annahme, dass positive oder negative Ereignisse beim Umgang mit einem Gerät im Benutzergedächtnis verstärkt präsent sind und somit gut durch eine Befragung erfasst werden können. Die Auswertung der Interviews erfolgt anhand einer qualitativen Inhaltsanalyse. So werden auf Grundlage der videodokumentierten Interviews Antwortkategorien gebildet, denen die von den Anwendern benannten Aspekte zugeordnet werden.

7.3.3 Ergebnis

In Analogie zum methodischen Vorgehen werden die Ergebnisse der entwicklungsbegleitenden Evaluation nach einzelnen Projektphasen dargestellt:

7.3.3.1 Prozessanalyse und Prozessanforderungen

Die Prozessanalysen für den intensivmedizinischen Bereich werden auf zwei Intensivstationen und einer Pflegestation in zwei Berliner Krankenhäusern durchgeführt (Abb. 7.10).

Für den Anwendungsbereich ambulante Hauskrankenpflege (Home-Care) werden Analysen bei zwei ambulanten Pflegediensten, einer Home-Care Praxis und zwei Apotheken in Berlin durchgeführt. Die Distribution und der Einsatz von Infusionstherapiegeräten wird teilnehmend beobachtet und mit den Anwendern der Bereiche Intensivmedizin (n = 5) und Home-Care (n = 9) analysiert.

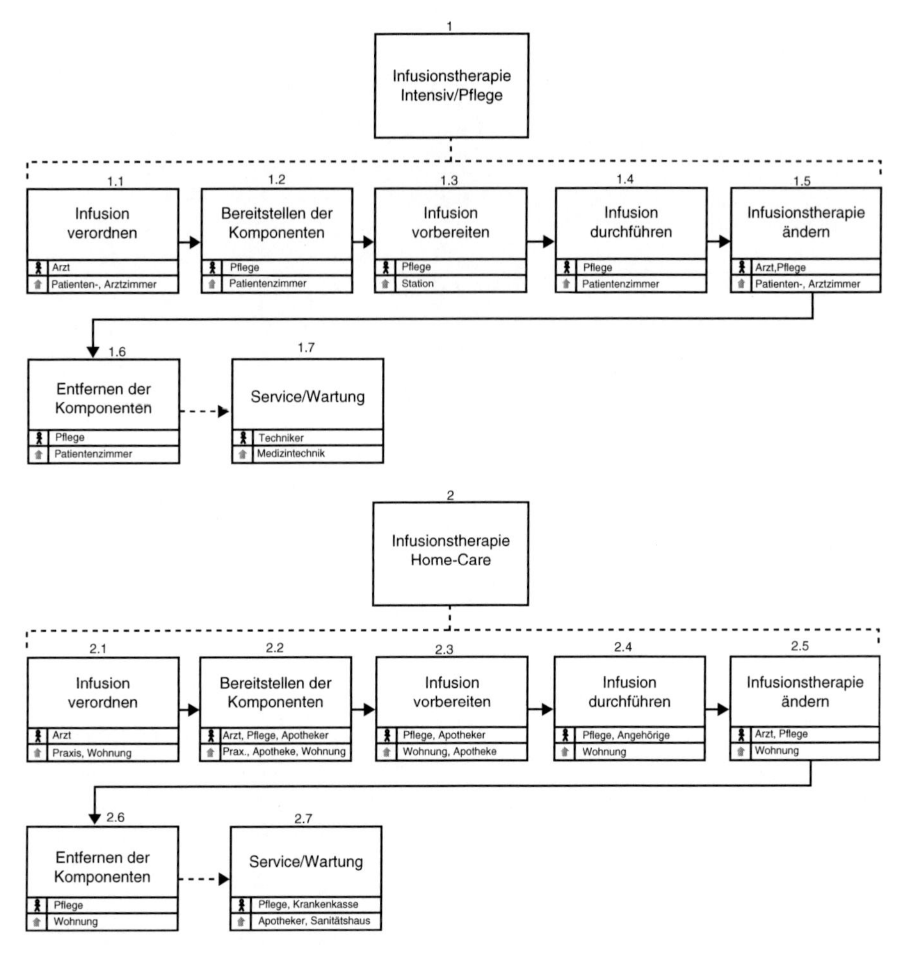

Abb. 7.10 Metastruktur der analysierten Arbeitsprozesse für den Anwendungsbereich Intensivmedizin/Pflege und Home-Care

Für den Bereich Intensivmedizin können insgesamt 27 Prozessmodule aufgezeichnet werden, von denen aus 12 Prozessmodulen funktionale Anforderungen an die Prozessunterstützung eines Infusionstherapiegerätes abgeleitet werden.

Die Analyse im Anwendungsbereich Home-Care ergibt 34 Prozessmodule. Bei 20 Modulen können Anforderungen an die Unterstützung des Arbeitsprozesses abgeleitet werden. Nachfolgend ist exemplarisch das Prozessflussdiagramm für den Bereich Home-Care, für die Prozessabschnitte 2.1–2.4, dargestellt (Abb. 7.11).

Die Analyse beider Anwendungsbereiche ergibt je 7 Usability relevante Prozessmodule. Zusätzlich werden potentielle Stärken und Schwächen der beobachteten Arbeitsprozesse erfasst und durch weitere Anforderungen an den Geräteeinsatz beschrieben. Die ermittelten Prozessanforderungen sind nachfolgend dargestellt (Tab. 7.15).

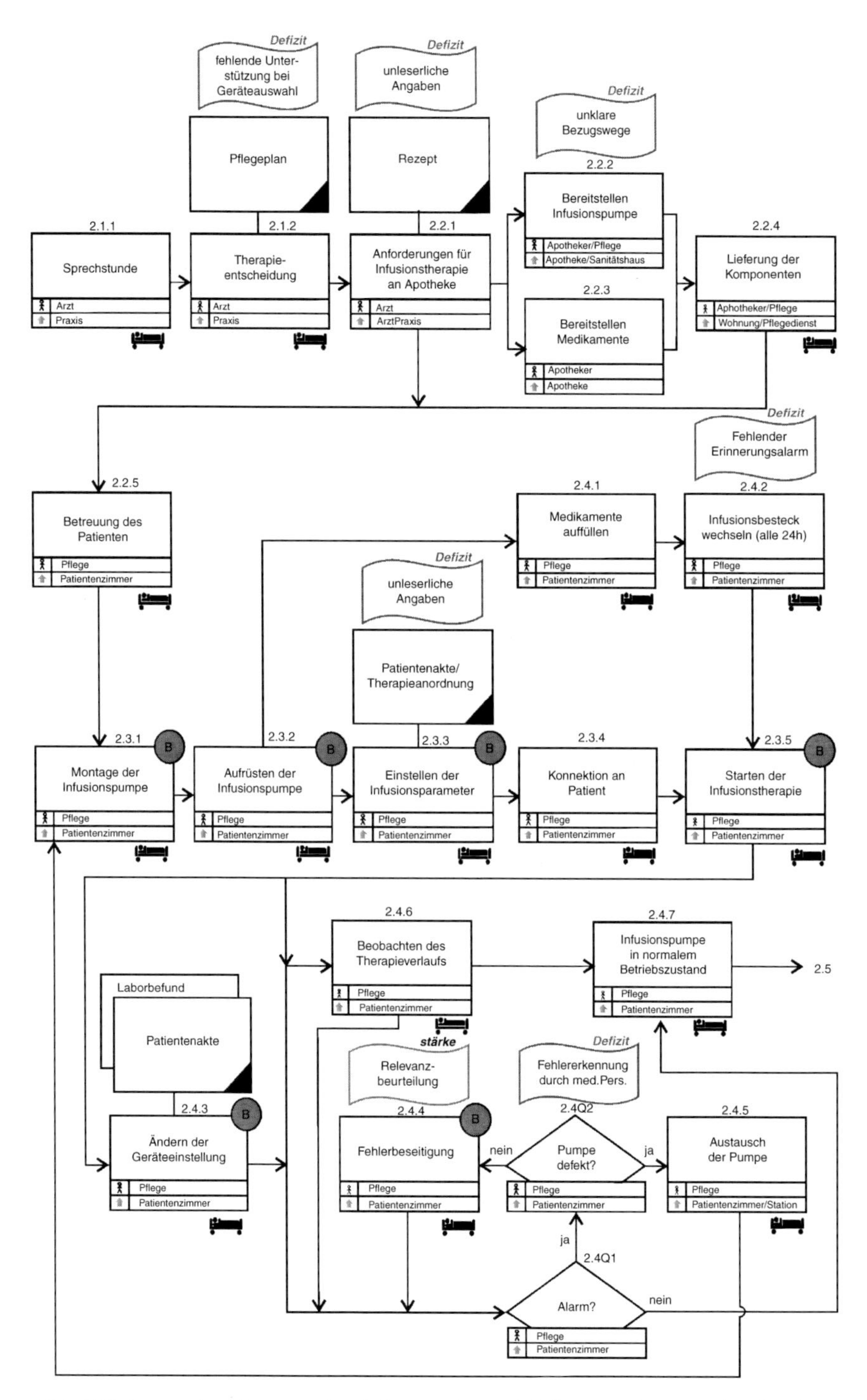

Abb. 7.11 Prozessflussdiagramm für die Prozessphasen Infusion verordnen, Bereitstellen der Komponenten, Infusion vorbereiten und Infusion durchführen für den Anwendungsbereich Home-Care

Tab. 7.15 Prozessanforderungen an die neu zu entwickelnde Infusionstherapiebaureihe (F = Forderung, W = Wunsch)

Nr.	Prozessanforderung	Intensiv / Pflege	Home-Care
1	Das Gerät soll den Anwender bei der Therapieentscheidung unterstützen	W	W
2	Erforderliche Informationsflüsse sollen medienkonsistent sein	W	W
3	Die Einweisung in das Gerät soll unterstützt und dokumentiert werden	W	W
4	Die Anwendung muss in allen Bedienschritten selbsterklärend sein	W	F
5	Ein Infusionsprotokoll soll automatisch erzeugt werden	W	W
6	Es sollen Medizinproduktebücher nach dem MPG mitgeliefert werden	W	W
7	Das Gerät muss einfach und ohne zusätzliche Hilfsmittel am Patientenbett zu befestigen sein	W	F
8	Das Gerät muss einfach und schnell aufzurüsten sein.	W	F
9	Die Alarme müssen eindeutig und verständlich sein	W	F
10	Der Gerätezustand soll telemetrisch erfasst werden können	-	W
11	Das Gerät muss frühzeitig einen Volumenwechsel signalisieren (Erinnerungsalarm)	F	W
12	Das Gerät muss mobil einsetzbar sein	F	F
13	Der zugehörige Gerätestandort/Station soll an dem Gerät erkennbar sein	W	-
14	Die Therapiedaten müssen im Betrieb einsehbar sein	F	F
15	Das Gerät muss leicht zu reinigen sein	F	F
16	Das Gerät soll fällige Wartungsintervalle anzeigen	W	-
17	Wichtige Geräteparameter sollen auch im ausgeschalteten Zustand erkennbar sein (z.B. Therapiemodus, Akkuladezustand etc.)	W	W
18	Der aktuelle Betriebszustand muss schnell und eindeutig erkennbar sein	F	F
19	Das Gerät soll an einen erforderlichen Wechsel des Infusionsbestecks erinnern (24 h)	W	-
20	Das applizierte Medikament muss erkennbar sein	F	F
21	Die Infusionsparameter müssen während des Betriebs verstellt werden können (Onlineverstellung)	F	-
22	Das Gerät soll eine automatische Fehlererkennung und -beseitigung besitzen	W	W
23	Es soll ein Online-Fehlerprotokoll erstellt werden können	W	W

7.3.3.2 Usability-Evaluation des Designentwurfs

Diskussionsgegenstand der Gruppendiskussion (Focus-Group) sind die Entwürfe des Gerätekonzeptes der neuen Infusionstherapiebaureihe. Dieses sieht vor, dass ein oder mehrere Basis- bzw. Grundmodule (Spritzen- oder Infusionspumpe) bei

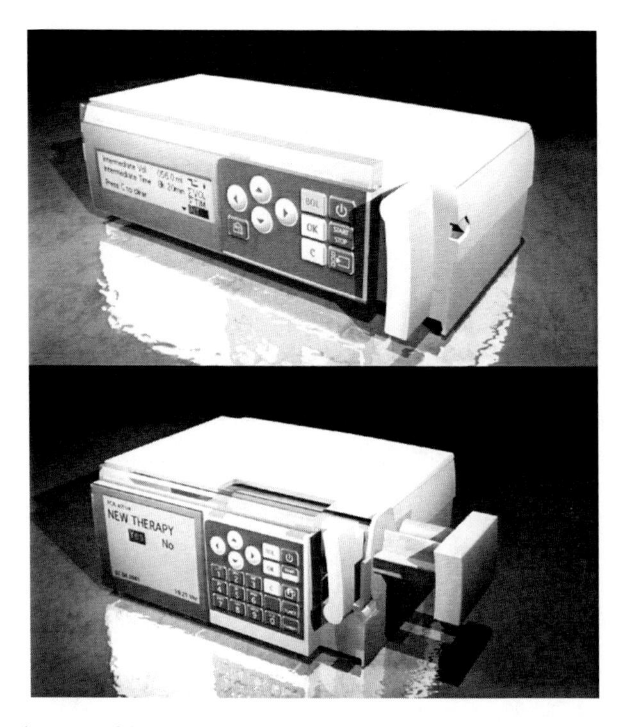

Abb. 7.12 Designentwurf der neuen Infusionstherapiebaureihe; Infusionsspritzenpumpe (o.), und Infusionsspritzenpumpe mit aufgesetztem Erweiterungsmodul (u.)

Bedarf mit einem Erweiterungsmodul kombiniert werden, um die Funktionalität des Systems zu erweitern. Zusätzlich soll durch ein Tragesystem die Kombination von mehreren Basismodulen zu einer rechnergesteuerten Behandlungseinheit ermöglicht werden. Durch den modularen Aufbau wird eine kontextspezifische Funktionalität unterstützt, die den Einsatz in unterschiedlichen Anwendungsgebieten ermöglicht. Zu Beginn der Gruppendiskussion erfolgt eine kurze Präsentation des Entwurfs durch die Designfirma. Vorgestellt wird die neue Infusionstherapiebaureihe anhand von fotorealistischen Zeichnungen und eines Mockups (Abb. 7.12).

Besprochen werden die technische Realisierbarkeit, Anmutung, Bedienbarkeit und Anwenderakzeptanz des Konzeptes. Zusätzlich sollen erste Details der Funktionalität (z. B. Zuordnung von Gerätefunktionen zum Basis- und Erweiterungsmodul, erforderliche Stellteilgrößen etc.) diskutiert werden. Die Ergebnisse der Gruppendiskussion werden protokolliert. Hinsichtlich der Bedienbarkeit und Anwenderakzeptanz werden folgende Ergebnisse erarbeitet:

- Für den modularen Aufbau wird eine positive Anwenderakzeptanz erwartet. Dies soll in einer Anwenderbefragung evaluiert werden.
- Eine Navigation im Bedienmenü mit der Hilfe von Pfeiltasten wird befürwortet. Auf eine Zehnertastatur auf der Bedienoberfläche des Basismoduls wird verzichtet.
- Die vorgestellte Bedienoberfläche wird befürwortet. Eine Gestaltung als Touch-Screen-Oberfläche wird nicht weiterverfolgt.

- Die Bedienoberfläche des Erweiterungsmoduls soll die Bedienoberfläche des Basismoduls nicht verdecken. Beide Module sollen sich in der Bedienung ergänzen.
- Bei der Infusionsspritzenpumpe soll die Spritze einsehbar sein. Die Relevanz dieser Anforderung ist in einer ergänzenden Anwenderbefragung abzuklären.
- Die Displaygröße des Basismoduls ist Gegenstand der Diskussion. Aus ergonomischer Sicht sollte das Display vergrößert werden. Dem stehen jedoch technische und wirtschaftliche Aspekte entgegen. In der folgenden Anwenderbefragung soll auf diesen Punkt eingegangen werden, um abzuschätzen, ob die dargestellte Größe des Displays ausreichend ist. Zusätzlich sollen Aussagen zu den erforderlichen Informationen gewonnen werden, die aus Sicht der Anwender auf dem Display zwingend dargestellt werden müssen.
- Zum Darstellen des Medikamentennamens auf dem Display wird die Möglichkeit diskutiert, eine Medikamentendatenbank in das Basismodul zu implementieren, die durch das Erweiterungsmodul optional ergänzt bzw. konfiguriert werden kann. In der Anwenderbefragung soll die Akzeptanz dieser Idee erörtert werden.
- Die Anwenderbefragung soll detaillierte Informationen zur Oberflächengestaltung des Basismoduls ermitteln. Zusätzlich sollen Informationen zu Therapie- und Anwendungssituationen durch die Befragung erhoben werden.

Tab. 7.16 Aus der Gruppendiskussion und der Anwenderbefragung ermittelte Benutzeranforderungen

Nr.	Anwenderanforderungen	Intensiv / Pflege	Home-Care
1	Die Infusionsspritze der Infusionsspritzenpumpe muss einsehbar sein	F	W
2	Verwendete Medikamentenaufkleber müssen einsehbar sein	F	F
3	Förderrate, appliziertes Medikament und der Betriebszustand des Gerätes müssen aus 3 Meter Entfernung am Gerät erkennbar sein	F	W
4	Der Betriebszustand des Gerätes muss aus 3 Meter Entfernung erkennbar sein	F	W
5	Spritzenpumpe und Infusionspumpe müssen optisch leicht zu unterscheiden sein	F	W
6	Die konventionell übliche Anordnung der Geräte (Infusionspumpe/n über Spritzenpumpe/n) soll möglich sein	W	W
7	Die Funktionen: Förderratenverstellung, Alarmtonstummschaltung und Bolusapplikation müssen im laufenden Betrieb aktivierbar sein	F	F
8	Medikamentenstandards (Name und vorgegebene Förderrate des applizierten Medikaments) sollen im Basis- bzw. Grundmodul verfügbar sein	W	W
9	Die Zu- und Ableitungen der Geräte sollen durch eine Systematik geordnet werden	W	W
10	Es soll eine Kurzbedienungsanleitung auf dem Gerät vorhanden sein	W	W
11	Der Alarm soll telemetrisch weitergegeben werden können	W	W

Tab. 7.17 Zusammenfassende Übersicht der ermittelten Defizite und Prozessrelevanz der untersuchten Benutzeroberfläche

Heuristik	Prozessrelevanz			Defizite gesamt
	hoch	mittel	niedrig	
Steuerbarkeit	1	1	2	4
Konsistenz	1	1	6	8
Erkennen von Bedienfehlern	0	2	1	3
Prozessunterstützung	1	3	1	5
Geräterückmeldungen	0	5	1	6
Selbsterklärungsfähigkeit	3	2	3	8

Zu Beginn der Anwenderbefragung erfolgt eine kurze Präsentation des neuen Infusionstherapiekonzeptes anhand von 13 fotorealistischen Zeichnungen und dem zur Verfügung gestellten Mockup durch den Versuchsleiter. Die Auswertung der Fragen erfolgt qualitativ, indem die wesentlichen, von den Versuchteilnehmern genannten Aspekte zusammengefasst werden. Auf Grundlage dieser Ergebnisse werden die nachfolgend dargestellten Anwenderanforderungen ermittelt (Tab. 7.16).

7.3.3.3 Usability-Evaluation der Benutzeroberfläche

Die Evaluation der Benutzeroberfläche erfolgt mit Hilfe einer Softwaresimulation für den überarbeiteten Designentwurf des Basismoduls der Infusionstherapiebaureihe. Es werden folgende Anwendungsfälle untersucht:

- Einsatz Pflegestation 1
  Einfache Einstellung des Basismoduls-Spritzenpumpe, manuelle Programmierung
- Einsatz Pflegestation 2
  Einfache Einstellung des Basismoduls-Spritzenpumpe, Nutzung der neu entwickelten Medikamentendatenbank
- Einsatz Intensivstation – Durchführen einer Dosiskalkulation
  Die Evaluation ergibt 34 potentielle Bediendefizite, die den benannten Heuristiken zugeordnet werden (Tab. 7.17).

Diese ermittelten Bediendefizite werden dem Entwicklungsprozess zugeführt und in der weiteren Produktentwicklung berücksichtigt. Auf eine detaillierte Darstellung der Bediendefizite wird an dieser Stelle verzichtet.

7.3.3.4 Usability-Evaluation der Ausarbeitung

Die Evaluation erfolgt auf Grundlage einer überarbeiteten Softwaresimulation der Bedienoberfläche der neuen Infusionstherapiebaureihe und eines funktionseingeschränkten Prototypen der Infusionsspritzenpumpe.

Tab. 7.18 Ermittelte Defizite und zugehörige Prozessrelevanz der Infusionstherapiebaureihe (Heuristische-Evaluation mit Anwendern)

Heuristik	Prozessrelevanz			Defizite gesamt
	hoch	mittel	niedrig	
Steuerbarkeit	0	1	0	1
Konsistenz	0	1	0	1
Erkennen von Bedienfehlern	0	0	0	0
Prozessunterstützung	3	0	0	3
Geräterückmeldungen	1	3	1	5
Selbsterklärungsfähigkeit	1	1	1	3

Ergebnis Heuristische-Evaluation

Insgesamt werden 13 Defizite in der Dialoggestaltung von den Probanden ermittelt. Offensichtlich falsch oder nicht zugeordnete Defizite werden nachträglich vom Versuchsleiter korrigiert. Das Einstufen der Prozessrelevanz erfolgte durch den Versuchsleiter (Tab. 7.18).

Die ermittelten Defizite werden dem Produktentwicklungsprozess zugeführt. Auf eine detaillierte Darstellung wird an dieser Stelle verzichtet.

Ergebnis System-Usability-Scale

Bei der Anwenderbefragung mittels der *System-Usability-Scale* erfolgt eine Bewertung von 17 positiv (p) bzw. negativ (n) formulierten Aussagen auf einer fünfstufigen Zustimmungsskala. In der nachfolgenden Tabelle sind die Mittelwerte der einzelnen Aussagen bezogen auf die gesamte Stichprobe von elf Probanden (sechs Pflegekräfte, fünf Ärzte) dargestellt (Tab. 7.19).

Die Auswertung erfolgt durch das Ermitteln des System-Usability-Scale-Wertes (SUS-Wert), der die prozentuale Zustimmung zu den vorgegebenen Aussagen ermittelt. Auf Grundlage der geschlossenen Anwenderbefragung ergibt sich ein Gesamtzustimmungsgrad von 64%.

Ergebnis Benutzerinterviews

Die Auswertung der erfragten positiven und negativen Aspekte der Gerätebedienung erfolgte durch das Bilden induktiver Antwortkategorien. Dabei werden die häufigsten Nennungen der Probanden zu übergeordneten Kategorien zusammengefasst. Die vollständigen Ergebnisse der Benutzerinterviews befinden sich im Anhang des Anwendungsbeispiels Produktentwicklung (Tab. 7.21).

Die Auswertung der Antworten ergibt insgesamt sechs Kategorien (Tab. 7.20).

Tab. 7.19 Ergebnisse der Anwenderbefragung; Mittelwerte der fünfstufigen Zustimmungsskala

Nr.	Aussage	Median	Mittl. Abw.
1	Ich könnte mir vorstellen, die Pumpe häufig zu benutzen	4	0,7
2	Ich finde die Pumpe unnötig kompliziert*	2	0,7
3	Ich finde, die Pumpe war einfach zu bedienen	4	0,7
4	Die Bedienung des Gerätes ist nicht einheitlich, die Handlungsabläufe sind inkonsistent*	2	0,9
5	Ich glaube, die meisten Benutzer könnten sehr schnell mit der Pumpe umgehen	4	0,7
6	Ich fand den Umgang mit der Pumpe sehr anstrengend*	1	0,7
7	Ich fühlte mich sicher im Umgang mit der Pumpe	3	0,6
8	Meiner Meinung nach sind die verschiedenen Funktionen schlecht in die Pumpe integriert*	2	0,7
9	Im Vergleich zu bisher verwendeten Pumpen lässt sich dieses Modell besser bedienen	2	0,8
10	Das äußere Design der Pumpe gefällt mir nicht*	2	1,2
11	Ich würde dieses Gerät in keinem Fall beim Kauf bevorzugen*	2	1,1
12	Die Informationen auf dem Display waren immer leicht verständlich	3	0,7
13	Häufig wusste ich nicht, in welchem Zustand sich die Pumpe befindet*	1	1,0
14	Ich finde die Art gut, wie die Infusionsspritze in die Pumpe integriert ist	2	1,4
15	Ich glaube, die klinischen Arbeitsabläufe werden gut durch die Pumpe unterstützt	3	0,7
16	Ich konnte zu jedem Zeitpunkt die von mir angestrebte Aktion ausführen	3	0,7
17	Mir war häufig nicht klar, welche Funktion eine Bedientaste hat*	2	0,8

Legende: 1- stimme vollständig zu, 5 - stimme vollständig nicht zu
* = negativ formuliertes Item

Nachfolgend sind die häufigsten Äußerungen zu den einzelnen Kategorien beschrieben. Die Antworten der Versuchsteilnehmer sind kursiv als Zitat dargestellt:

1. Kategorie: Größe
   Die Größe der Pumpe wird von allen Versuchspersonen positiv bewertet. Das Gerät wird als *„handlich“*, *„schön klein“* und *„kompakt“* bezeichnet. Insbesondere wird auf das daraus resultierende geringe Gewicht verwiesen. Die Möglichkeit des mobilen Einsatzes wird aus Sicht der Anwender dadurch erheblich begünstigt.
2. Kategorie: Integrierte Spritze
   Die Integration der Spritze in das Gerät wird mit deutlicher Mehrheit negativ bewertet. Ursache ist die eingeschränkte Sicht auf die Infusionsspritze. Die Anwender befürchten, dass Fehler und Störungen nicht rechtzeitig erkannt werden könnten. Typische Äußerungen waren:

   a. „Der Systemschlauch kann sich verheddern“
   b. „ … ist nicht gut, man sieht nicht was passiert“

Tab. 7.20 Aus den Benutzerinterviews gebildete Antwortkategorien und Häufigkeiten der positiven und negativen Nennungen

Kategorie	Nennungen		
	positiv	negativ	gesamt
Größe	11	0	11
Integrierte Spritze	2	16	18
Display	9	2	11
Design	5	3	8
Bedienstruktur	9	20	29
Sonstige	4	7	11

c. „Ob das (Medikament) auch wirklich drin ist?"
d. „Die Spritze müsste man aus Sicherheitsgründen auch noch mal beschriften … ob man die (Beschriftung) dann so sicher sieht ist fraglich…?"

3. Kategorie: Display
Das Display wird überwiegend als *„gut lesbar"* beschrieben. *„Der Kontrast ist in Ordnung – finde ich gut"*. Auch die Negativdarstellung (weiße Schrift auf schwarzem Hintergrund) findet Zustimmung. Allerdings wird die Größe des Displays bemängelt: *„Die vielen Anzeigen machen das Display noch kleiner als es schon ist."*
4. Kategorie: Design
Zum Design gibt es unterschiedliche Auffassungen unter den Versuchspersonen. Obwohl die Aussagen tendenziell positiv sind, ist kein einheitliches Meinungsbild zu ermitteln.
5. Kategorie: Bedienstruktur
Auch die Bedienbarkeit der Spritzenpumpe wird unterschiedlich bewertet. Die Bedienstruktur des Menüs beschreiben viele Probanden als positiv und schnell durchschaubar:

– „Abgesehen von anfänglichen Schwierigkeiten, ist die Bedienstruktur gut und intuitiv bedienbar, zwar nicht in jedem Punkt, aber nach Unterweisung sicherlich."
– „Das Drug Menü (Medikamentendatenbank) ist für die Übersichtlichkeit von Vorteil … allerdings muss man trotzdem aufpassen, ob die Anzeige mit dem Spritzeninhalt übereinstimmt".
– „Dadurch (Medikamentendatenbank) erspart man sich die Eingaben und der Aufwand beim Einprogrammieren wird wettgemacht."

In den negativen Äußerungen werden überwiegend Details der Dialoggestaltung bemängelt. Den meisten Personen fehlt eine Menü-Taste und eine eindeutige Orientierungshilfe im Display: *„Die kleinen Pfeile im Menü sind nicht als Anweisung erkennbar"*, zudem wird der Wechsel ins Menü mit der OK-Taste bevorzugt.

6. Kategorie Sonstiges
   Positive Aussagen werden zur Akkuanzeige, Formgebung: „ ...*(gut) dass es eine glatte Fläche gibt. (Die) ist natürlich zum Abputzen immer besonders gut ...die Kanten sind natürlich ein bisschen doof, weil man da schwer hinterkommt.*“, der Kombinierbarkeit der Geräte (Basis- und Erweiterungsmodul) und der automatischen Spritzenerkennung gemacht: „ ... *prima dass die Spritze automatisch erkannt wird...*“

Als negative Aspekte werden der automatische Spritzenvorschub beim Einlegen der Spritze, fehlende Transport- und Befestigungsgriffe, die Tiefe des Basismoduls: „... *die grüne Pumpe war nicht so tief.*“, und weitere Detailaspekte genannt.

7.3.4 Diskussion

7.3.4.1 Qualitative Synthese der Ergebnisse

Diskussion Phase 1 – Prozessanalyse und Prozessanforderungen

Anhand der Prozessflussdiagramme ist zu erkennen, dass die Prozessflüsse im Bereich Intensivmedizin im Vergleich zu den Arbeitsabläufen im Bereich Home-Care besser strukturiert und standardisiert sind. Das gravierendste Defizit im Bereich Home-Care ist der unzureichend vereinheitlichte Bezugs- und Entsorgungsweg für das Infusionstherapiegerät und dessen Medikamente. Aus den fehlenden oder nur unzureichend festgelegten Zuständigkeiten für die eingesetzten Geräte ergeben sich eine Vielzahl praktischer Defizite im Prozessablauf (z. B. fehlende Einweisung entsprechend der Vorgaben des Medizinproduktegesetzes, unzureichende Dokumentation, fehlende Sicherheitstechnische-Kontrollen etc.). Unabhängig von der Entwicklung eines Infusionstherapiesystems für den Bereich Home-Care wird daher ein Auf- bzw. Ausbau eines festen Versorgungs- und Supportnetzes für diesen Anwendungsbereich empfohlen.

In den durchgeführten Prozessflussanalysen kann für beide Arbeitssysteme eine gemeinsame, übergeordnete Prozessstruktur ermittelt werden. Die untersuchten Anwendungsgebiete weisen zwar unterschiedliche Einsatzbedingungen und daraus resultierende unterschiedliche Geräteanforderungen auf, aus diesen ergeben sich jedoch keine Zielkonflikte für die Gerätegestaltung. Die häufig für den Bereich Home-Care benannte Forderung nach einem mobilen Einsatz der verwendeten Infusionstherapiegeräte besitzt gleichermaßen Gültigkeit für den Bereich der Intensivmedizin. Nach den Aussagen der befragten Home-Care Mitarbeiter scheint die von den Herstellern geforderte Mobilität der Home-Care Geräte in der Praxis allerdings unangemessen, da es sich auch in diesem Anwendungsbereich typischerweise um chronisch kranke Pflegepatienten mit stark eingeschränkter Mobilität handelt.

Zusammenfassend ist die Realisierung einer Infusionstherapiebaureihe für beide Anwendungsgebiete möglich.

Diskussion Phase 2 – Usability-Evaluation des Designentwurfs

Das vorgestellte modulare Konzept der Infusionstherapiebaureihe wird sowohl von den Teilnehmern der Gruppendiskussion als auch von den befragten klinischen Anwendern befürwortet. Einschränkend wurde in der Anwenderbefragung eine fehlende optische Differenzierbarkeit zwischen der Spritzen- und der Infusionspumpe bemängelt. Um einer Verwechslungsgefahr der Geräte vorzubeugen, ist eine bessere Unterscheidung der beiden Gerätetypen durch ein stärker differierendes Design anzustreben.

Die in der Gruppendiskussion erörterte notwendige Einsehbarkeit der Infusionsspritze wird in der Anwenderbefragung mehrfach bestätigt. Sowohl die Spritze als auch ein Medikamentenaufkleber auf der Spritze müssen aus Sicht der Anwender sichtbar sein. Die Sinnfälligkeit und Eindeutigkeit der Symbolik der Bedienoberfläche wird in der Anwenderbefragung bestätigt. Aus Sicht der Benutzer werden die Förderrate, der Medikamentenname und der aktuelle Gerätezustand als wichtigste, auf dem Display einzusehende, Geräteparameter bestätigt. Diese Parameter müssen aus einer Entfernung von ca. 3 Metern erkennbar sein.

Die Ergebnisse der Anwenderbefragung liefern wichtige Anwenderanforderungen (User-Requirements) für den Entwurf der Infusionstherapiebaureihe, und bestätigen vielfach die in der Prozessflussanalyse ermittelten Anforderungen (Phase 1). Beim vorgestellten Entwurf der Infusionstherapiebaureihe tritt für das Basismodul der Spritzenpumpe ein Konflikt zwischen der gewünschten geringen Baugröße und der geforderten Einsehbarkeit des Fördervolumens auf. Die kompakte Abmessung des Gerätes wird von den klinischen Anwendern begrüßt, die verdeckte Infusionsspritze abgelehnt.Unter Berücksichtigung der Ergebnisse der Phase 2 werden die Entwürfe der Infusionstherapiebaureihe überarbeitet. Insbesondere die Einsehbarkeit der Spritze bei der Infusionsspritzenpumpe wird verbessert. Beim Erweiterungsmodul wird die Schwenkrichtung der Bedienklappe geändert, so dass die Bedienoberfläche des kombinierten Basismoduls nicht mehr verdeckt wird (Abb. 7.13).

Diskussion Phase 3 – Usability-Evaluation der Benutzeroberfläche

Auf Grundlage der betrachteten Anwendungsfälle und der evaluierten Bedienhandlungen gefällt das Infusionsspritzenpumpenmodul mit einer einfachen und selbsterklärenden Bedienung. Die Unterstützung der Arbeitsprozesse ist gut, der Einsatz schnell und zielgerichtet möglich.

Von hoher Bedeutung für die Bedienbarkeit der Infusionstherapiebaureihe ist das sinnvolle Anpassen der Funktionalität an den vorliegenden Anwendungskontext. Entsprechende Konzepte sollen frühzeitig erarbeitet, evaluiert und in Szenarien der Risikoanalyse dieser Geräte berücksichtigt werden.

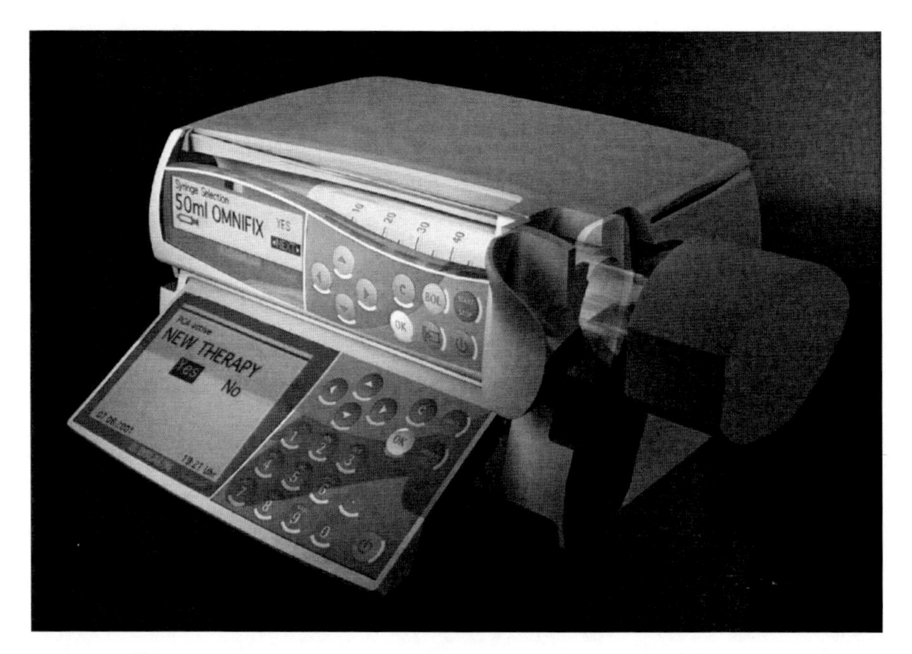

Abb. 7.13 Überarbeiteter Entwurf der Infusionstherapiebaureihe; Basismodul-Spritzenpumpe mit kombiniertem Erweiterungsmodul

Diskussion Phase 4 – Usability-Evaluation der Ausarbeitung

In der durchgeführten Kombination aus Heuristischer-Evaluation und Anwenderbefragung dient der erste Versuchsabschnitt dem Erfassen potentieller Bediendefizite aus Sicht der Anwender. Alle Probanden geben an, dass Sie einen guten Eindruck von der Bedienstruktur des untersuchten Basismoduls haben. Auffällig ist, dass von den Probanden relativ wenige, dafür durchweg relevante Bediendefizite benannt wurden (insgesamt 13). Erwartungsgemäß werden bei einer Heuristischen Evaluation eher geringfügige Bedienprobleme in hoher Zahl ermittelt. Es ist zu vermuten, dass die Probanden weniger relevante Bedienprobleme auf den Erstkontakt mit dem Gerät zurückführen und nicht dokumentieren. Es überwiegen Schwachstellen der Heuristiken *Selbsterklärungsfähigkeit*, *Geräterückmeldungen* und *Prozessunterstützung*.

Der Ermittelte SUS-Wert von 64% kann als befriedigend bewertet werden. Auffällig ist ein sehr ausgewogenes Antwortverhalten der Probanden, bei dem Extrembewertungen weitgehend vermieden wurden. Unterschiede im Antwortverhalten zwischen Ärzten und Pflegekräften bestehen praktisch nicht (SUS-Wert $_{\text{Ärzte}}$= 66% vs. SUS-Wert $_{\text{Pflege}}$= 61%).

Die aus den Antworten zu positiven und negativen Produkteigenschaften gebildeten Antwortkategorien der Benutzerinterviews repräsentieren wichtige Produktmerkmale aus Sicht des Anwenders. Besonders positiv wird die Kategorie *Größe* mit 11 positiven und keiner negativen Nennung von den Probanden bewertet. Von den Anwendern werden die kompakte Bauform und der darauf zurückzuführende verbesserte mobile Einsatz des Gerätes einstimmig begrüßt.

Auch die Kategorie *Display* wird mit 9 positiven und 2 negativen Nennungen gut bewertet. Besonders gefällt die gute Ablesbarkeit und Schärfe. Verbesserungsvorschläge beziehen sich auf die Abmessungen des Displays und die dargestellte Informationsdichte. Die Kategorie *Design* wird mit 3 positiven, 5 negativen Nennungen ausgewogen beurteilt. Überwiegend negativ werden die Kategorien *Integrierte Spritze* (2 positive, 16 negative Nennungen) und *Bedienstruktur* (9 positive, 20 negative Nennungen) bewertet. Allerdings wird in den Nennungen der Kategorie *Bedienstruktur* überwiegend auf detaillierte Defizite der Dialoggestaltung aufmerksam gemacht. Die Grundstruktur der Menüführung wird von allen Probanden akzeptiert, die Bedienstruktur wird einheitlich als leicht verständlich und gut bezeichnet.

Bedeutender ist die Kritik der Kategorie *Integrierte Spritze*. Die verminderte Einsehbarkeit der Infusionsspritze ist ungewohnt für den überwiegenden Teil der Anwender und wird entsprechend oft bemängelt.

7.3.4.2 Diskussion der Vorgehensweise

Aus den Prozessflussanalysen der Phase 1 ist zu erkennen, dass die Arbeitsabläufe im Anwendungsbereich Home-Care weniger standardisiert und strukturiert als die Prozesse der Intensivmedizin ablaufen. Dadurch wird trotz der hohen Teilnehmerzahl bei den Prozessanalysen für den Anwendungsbereich Home-Care (n = 9) die prognostische Validität der Ergebnisse eingeschränkt.

Die Gruppendiskussion (Phase 2) ist explorativ durchgeführt worden, wodurch die Testgüte des Vorgehens stark reduziert ist. Weder die Präsentation der Designentwürfe, noch die Moderation der Diskussion erfolgten standardisiert. Dadurch sind die Durchführungsobjektivität und Retestreliabilität einschränkt. Allerdings ist zu bemerken, dass das Ziel der prospektiven Evaluationsphase (Phase 1, Phase 2) das Ermitteln von Prozess- und Benutzeranforderungen war, im Mittelpunkt des Interesses stand somit das Entwickeln von Hypothesen, nicht deren Überprüfung. Lediglich in der Anwenderbefragung (Phase 2) werden erste Ergebnisse der Gruppendiskussion durch Aussagen potentieller Benutzer bewertet. Zum Verbessern der Durchführungsobjektivität und zum Ausschalten eines möglichen Versuchsleitereffektes wird die Befragung von einem bis dahin nicht in das Projekt eingebundenen Versuchsleiter durchgeführt. Die Ergebnisse der Anwenderbefragung bestätigen die Aussagen der Gruppendiskussion, wodurch auf die Gültigkeit der Ergebnisse der Gruppendiskussion geschlossen werden kann.

Beim durchgeführten Cognitive-Walkthrough (Phase 3) wird durch das Vorgeben der zu evaluierenden Anwendungsszenarien die Durchführungsobjektivität und Reliabilität der Studie gewährleistet. Das Zuordnen der ermittelten Bediendefizite zu den vorgegebenen Heuristiken dient dem Verbessern der Interpretationsobjektivität. In Analogie wird das Vorgehen der Heuristischen Evaluation mit kombinierter

Anwenderbefragung (Phase 4) durchgeführt. Zum Ausschalten eines Versuchsleitereffektes und zum Gewährleisten einer ausreichenden Durchführungsobjektivität ist für die Versuchsdurchführung in Analogie zur Anwenderbefragung der Phase 2 ebenfalls ein Versuchsleiter ausgewählt worden, der bislang nicht an der Produktevaluation mitgewirkt hatte. Großen Einfluss auf die Reliabilität und Validität von Expertenbefragungen haben die Auswahl der Experten, da deren Kenntnisse meist schwierig abzugrenzen sind und verfügbares Hintergrundwissen, Vorerfahrungen und die Einstellung zum Produkt als Störeinflüsse angesehen werden können. Obwohl in den retrospektiven Versuchsphasen Experten unterschiedlicher Disziplinen befragt werden, bestätigen sich in der Heuristischen-Evaluation (Phase 4) die Ergebnisse des Cognitive-Walkthrough (Phase 3), wodurch die hohe Validität der ermittelten Defizite belegt werden kann. Insbesondere die Defizite mit einer hohen Prozessrelevanz erweisen sich über mehrere Projektphasen als stabil.

Durch das strukturierte Vorgehen der Produktevaluation in vier Phasen wird zu Beginn der entwicklungsbegleitenden Evaluation das Ermitteln von Prozess- und Benutzeranforderungen (prospektive Evaluation) und ein nachfolgendes Bewerten der Gebrauchstauglichkeit (retrospektive Evaluation) auf der Grundlage von Produktentwürfen und Prototypen ermöglicht.

Durch das festgelegte Studiendesign soll sichergestellt werden, dass in jeder Projektphase Informationen zur Gebrauchstauglichkeit des Produktes ermittelt und dem Produktentwicklungsprozess zugeführt werden.

Während der praktischen Umsetzung der Studie können zwei sich wechselseitig beeinflussende Störeffekte benannt werden:

1. „run after development – effect“
   Die zu Projektbeginn festgelegten Schnittstellen zwischen Produktentwicklungs- und Evaluationsprozess müssen konsequent eingehalten werden. Tritt schon zu Beginn der Studie eine Verschiebung zwischen Entwicklungs- und Evaluationsprozess auf, ist dies in späteren Produktentwicklungsphasen nur sehr schlecht zu korrigieren, da der Bearbeitungsaufwand für mögliche Änderungen mit einem Fortschreiten des Entwicklungsprozesses immer größer wird. In der durchgeführten Studie führte die zeitliche Differenz zwischen Entwicklungs- und Evaluationsprozess dazu, dass Prozess- und Benutzeranforderungen z. T. zu einem Zeitpunkt erhoben wurden, zu dem bereits erste Lösungskonzepte vorlagen. Dies erschwerte die Integration und Umsetzung von Erkenntnissen aus der Usability-Evaluation in den Entwicklungsprozess.
2. „elapsed time – effect“
   Durch das Fortschreiten des Entwicklungsprozesses konnten die erarbeiteten Ergebnisse nicht mehr vollständig in der Produktentwicklung berücksichtigt werden. Ursächlich ist die parallel zur Evaluation weitergeführte Produktentwicklung. Werden während der Evaluationsphase im Entwicklungsprozess wichtige Produkteigenschaften festgelegt, die Einfluss auf die Gebrauchstauglichkeit des Produktes haben, so kann dies ein iteratives verbessern des Produktes behindern. Die Ausprägung dieses Effektes verstärkt sich ebenfalls in späten Entwicklungsphasen, da die eingesetzten Evaluationsmethoden mit zunehmendem Detaillie-

rungsgrad des Produktes zeit- und bearbeitungsaufwendiger werden. Zusätzlich wird der fortschreitende Entwicklungsprozesses immer zeitkritischer, da das Zusammenwirken unterschiedlicher Disziplinen (z. B. Entwicklung, Marketing, Produktion, Vertrieb) eine konsequente Einhaltung des vorgegebenen Projektzeitplans erfordert.

Neben einer zeitnahen Evaluation von Produktentwürfen und Prototypen müssen daher im Entwicklungsprozess bereits frühzeitig Zeitfenster für Redesign Maßnahmen vorgesehen werden.

7.3.5 Fazit

Folgende Erfahrungen können aus dem Beispiel Produktentwicklung benannt werden:

- Für ein effektives Unterstützen eines Produktentwicklungsprozess ist eine enge und zeitnahe Ankopplung an den Entwicklungsprozess erforderlich. Dadurch wird gewährleistet, dass die Ergebnisse der Produktevaluation im Produktentwicklungsprozess berücksichtigt werden können.
- Bereits zu Beginn einer Produktentwicklung müssen im Projektzeitplan Iterationsschleifen für Redesign Maßnahmen vorgesehen werden. Dies gilt besonders für späte Phasen der Produktentwicklung, in denen der erhöhte Zeitbedarf für die Produktevaluation mit dem zunehmend zeitkritischer werdenden Produktentwicklungsprozess korreliert.
- In einer entwicklungsbegleitenden Evaluation muss der Evaluationsaufwand mit zunehmendem Detaillierungsgrad des Produktes steigen. Durch den Einsatz unterschiedlicher Usability-Methoden kann dieser kontinuierlich der Produktentwicklung angepasst werden. Zusätzlich kann durch den kombinierten Einsatz unterschiedlicher Vorgehensweisen methodenübergreifend die Validität der ermittelten Ergebnisse beurteilt werden.

7.3.6 *Anhang*

Tab. 7.21 Ergebnisse des Benutzerinterviews Phase 4; Positive und negative Aspekte zu den Kategorien: *Größe*, *Integrierte Spritze*, *Display*, *Design*, *Bedienstruktur* und *Sonstiges*

Kategorie	Positive Aspekte	Negative Aspekte
Größe	Anzahl der Nennungen: 11	Anzahl der Nennungen: 0
	- Die Pumpe ist deutlich kleiner, flacher und leichter als bisher, nicht unbedingt auf Kosten der Bedienfeldgröße: (Vp1) ▪ man kann sie leichter mal mitnehmen, je kleiner und leichter, desto besser ▪ für Intensiv ist Mobilität nicht so von Bedeutung, aber im OP schon - Größe sticht positiv heraus, gerade wenn man viele Geräte hat, raumsparender (Vp3) - sehr handlich, kann man gut transportieren - können Patienten auch gut mitnehmen (Vp4) - „schön klein" (Vp5) - „Räumlicher Fortschritt" (bisherige Pumpen mit gleicher Funktionalität sind größer) (Vp6) - „klein und kompakt, das finde ich gut"(Vp7) - Auf Intensivstation, wo oft viele Spritzen gleichzeitig laufen, ist eine kleine Pumpe sinnvoller – also eine wie hier. - Sobald der Patient viel bewegt werden muss (CT, etc.) sind andere Aspekte wichtiger (lieber stabiler, Spritze sichtbar) - Die Größe ist gut, das Gerät ist kompakt und auch nicht schwer. Dadurch, dass die Pumpe leicht und nicht so groß ist gibt es erhebliche Arbeitserleichterung (z.B. wenn man mehrere Pumpen tragen muss oder auf das Bett mit Patienten zusammen legt; Mobilität wird erleichtert (Vp9) - Die Größe und das geringe Gewicht wiegen den Nachteil der verdeckten Spritze insbesondere bei mobilen Einsätzen auf (Vp10) - „es scheint handlich zu sein"; „es ist leicht und handlich, d.h. man kann es problemlos auf Transporte mitnehmen." (Vp10) - Das Gerät ist nicht mehr so „klobig" wie das Vorgängermodell. (Vp11)	
Integrierte Spritze	Anzahl: 2	Anzahl: 16
	- positiv ist, dass die Spritze in einem gewissen Maße geschützt ist (Vp2) - Die Integration der Spritze ist o.k.. „es macht einen ordentlichen Eindruck". Der Vorteil liegt insbesondere darin, dass die Oberfläche relativ gut sauber zu halten ist. Gerade wenn mehrere Spritzen übereinander hängen und mit viel Flüssigkeit gearbeitet wird, muss nur eine Fläche sauber gehalten werden. Die Spritze bleibt sauber. (Vp8)	- Es kann von Nachteil sein, wenn man auf die Spritze sieht und nicht die Kontrolle hat, dadurch dass man das Medikament sieht, etwas bessere Einsicht wäre besser (Vp1) - die Spritze ist nicht sichtbar. „Man sollte schon die komplette ml-Anzahl sehen " Durch das Zurückklappen kann man die Spritze dann aber doch sehen. „Dann geht das...aber beim flüchtigen Hinblick kann man [die Spritze] nicht [sehen]" (Vp2)

Tab. 7.21 (Fortsetzung)

		- „man sieht nicht ob da irgendwo ne Störung…sind da Luftblasen?“ (Vp2) - der Systemschlauch kann sich verheddern „der Patient arbeitet damit“ (Vp2) - die Halterung der Spritze ist nicht optimal („die hat hier hinten keinen Schutz“ – der Halt für die Spritze fehlt); „die würde mir ja gleich rausfallen“, wenn der Hebel betätigt wird; gerade wenn die Spritze kontaminiert ist „mit Blut oder so, ..find ich das nicht so prickelnd, wenn mir die Spritze gleich entgegen geflogen kommt“ (Vp2) - „Man sieht die Spritze nicht 100%, ist verdeckt, wenn die beschriftet ist, kann man das nicht sehen, gerade wenn man schnell auf eine Patientenreaktion reagieren muss bzw. wenn keine Standardmedikamente und damit auch Farben verwendet werden“ (Vp3) - ist nicht so schlimm, wenn die S. integriert ist; aber man muss sehen können, wenn die Spritze kurz vorm Infusionsende ist – falls die Elektronik eben doch mal versagt (Vp5) - die Skalierung der Spritze muss auch sichtbar sein, wenn man von unten guckt, also: man sollte es auch aus ungünstigeren Positionen sehen können – wenn z. B. 10 Perfusoren übereinander hängen, sollte der oberste trotzdem noch gut sichtbar sein. Daher wäre es günstiger, wenn man die Spritze von außen sehen könnte. (Vp5) - schlechte Sicht auf die Spritze – v.a. in ungünstigen Positionen: ist die Spritze voll oder ist sie leer? - Spritzeninhalt sollte vollkommen sichtbar sein; Vp möchte die Spritze gerne sehen … aber wenn ich Gerät aufklappen kann, dann ist das in Ordnung (Vp6) - ….„was ich nicht so gut finde oder gewöhnungsbedürftig, ist das Einsetzen der Spritzen…. Das die da so versteckt sind….Es ist zwar auch ein Vergrößerungsglas… aber es ist vielleicht auch nur ungewohnt.“…(Vp7) - Die Displayanzeige des Medikaments ist zwar eine gute Sache, aber vertrauen mag die Vp diesem auch nicht unbedingt. „Ob's denn auch wirklich drin ist, das müsste man denn auch noch mal beschriften, aus Sicherheitsgründen…ob man das denn so sicher sieht…?“ (Vp7) - bringt überhaupt keinen Vorteil; mögliche Nachteile: ▪ „jedes Mal wenn ich was wechsele muss ich die Klappe hochmachen“ ▪ „ich seh möglicherweise den Schlauch nicht, sehe also nicht, wenn da möglicherweise Luft im Schlauch ist, wenn der da hinter dem Pendel verschwindet.“ ▪ Spritze sollte gut zu sehen sein (Vp8) - die Integration der Spritze „ist nicht gut“. „Man sieht nicht, was passiert“. Die Anzeigen auf dem Display sind zu

Tab. 7.21 (Fortsetzung)

		unsicher. Besser ist es, wenn man den Stempel sieht, wie der sich bewegt. Gerade bei einer Bolusgabe. (Vp10) - Die Klappe öffnen ist „ungünstig" gerade, wenn mehrere Perfusoren an einem Patienten angeschlossen sind. (Vp10) - Die Spritze kann nicht herausgenommen werden, um einen einfachen Bolus zu geben. (Vp10)
Display	Anzahl: 9	Anzahl: 2
	- Vp hat nichts groß daran auszusetzen: es ist groß genug; Name vom Medikament auch groß genug, „das ist wichtig" (Vp1) - „Beleuchtung finde ich sehr gut – gerade für Nachtdienst" (Vp4) - alles gut leserlich (Vp5) - „ok" - Man hat gesehen, ob die Spritze pumpt oder ob sie nicht pumpt (Vp5) - „Kontrastierung ist in Ordnung - finde ich gut"; „manchmal ist es bei Pumpen blöd, wenn der Hintergrund hellorange ist" (Vp6) - das Display und die Pfeiltasten sind ganz übersichtlich, „wenn man das einmal [verstanden] hat" (Vp7) - „ganz gut...gut im Kontrast... gut ablesbar" (Vp8) - „Darstellung finde ich normal, ist alles erkennbar, hellgrau auf schwarz ist schlechter erkennbar" (Vp9) - die Anzeige (weiße Schrift auf schwarzen Hintergrund) wird als gut lesbar beschrieben (Vp11)	- die vielen Anzeigen machen das Display noch kleiner als es schon ist. - Unklar ist die obere Anzeige im Display (Laufanzeige des Stempels)
Design	Anzahl: 5	Anzahl: 3
	- „schon sehr schön, dass man hier mit leichtem Fingerdruck alles eingeben kann" (Vp4) - „sieht sehr hübsch aus, schöner als andere..." (Vp4) - „ist ok... im Prinzip übersichtlich...schön, dass es nicht so eckig ist... aber letztlich ist die Funktionalität wichtiger als die Ästhetik" (Vp5) - Der „Kloben" (Spritzenarm) scheint etwas zu groß, wird aber als notwendig akzeptiert (Vp11) - Die Farbwahl (grün) ist für den Hersteller eine gute Lösung (Vp11)	- „ich find's vom Design her nicht sehr praktikabel" auf den Peripheren-Stationen hat man nicht ganze Blöcke, sondern immer nur einzelne Geräte. (Vp2) ▪ die Lagerung der Pumpe ist fraglich ▪ „Ästhetisch noch ausbaufähig" – (Vp ist vom Aussehen nicht begeistert) (Vp8) ▪ Die Vp glaubt nicht, dass die Pumpe stabil genug ist für den Krankenhausalltag: „man muss gegen ne Pumpe im Zweifel auch mal mit dem Bett gegen rutschen können"; „das passiert so oft"; das Gehäuse (Klappe) macht nicht den Eindruck das aushalten zu können. ▪ „Das Ding sollte so aussehen als könnte man es im Wasser versenken und es würde trotzdem funktionieren." - „Möglichst wenig Kanten, glatt, ein bewegbares Teil müsste 80 kg Gewicht locker wegstecken können. So filigrane Sachen , so Plexiglas machen eben gleich den Eindruck die Belastungen nicht aushalten zu können." - das Design gefällt nicht unbedingt. „Es ist der äußere Eindruck", der nicht näher bestimmt werden kann.

Tab. 7.21 (Fortsetzung)

Bedienstruktur	Anzahl: 9	Anzahl: 20
	- Das Drug-Menü ist für die Übersichtlichkeit von Vorteil (allerdings muss man trotzdem aufpassen, ob die Anzeige mit dem Spritzeninhalt übereinstimmt) (Vp1) - Vorteil des Drug-Menüs in Kombination mit vorein-gestellten Konzentrationen und Laufrate → dadurch erspart man sich die Eingaben und der Aufwand beim Einprogrammieren wird wettgemacht (Vp1) - Menüaufbau ist in Ordnung wurde schnell erkannt, verständlich und groß genug (Vp1) - Pro kg-Dosierung (Dosiskalkulation) sehr von Vorteil - man erspart sich die Rechnerei, gerade für Anfänger gut, und es dient auch der Sicherheit, wenn man nicht im Kopf rechnen muss (Vp1) - Bedienelemente bekannt von vorherigen Geräten – wenn man Geräte des Herstellers kennt (d.h. die Symbolik kennt) ist die Bedienung kein Problem, ansonsten ist es evtl. problematisch (Vp3) - Das Bestätigen mit der Ok-Taste wird als positiv empfunden. Viele Medizingeräte verlangen eine Bestätigung, z.B. auch die Dialysegeräte an denen sie arbeitet. (Vp7) - Das Gerät ist einfach zu bedienen. Vom Prinzip ist auch die Medikamentenbibliothek eine gute Sache. Wichtig bleibt trotzdem, dass die Spritze beschriftet wird [und entsprechend einsehbar ist] (Vp7) - Menüführung der Pumpe ist gut – schnell erlernbar (Vp8) - „Abgesehen von anfänglichen Schwierigkeiten, ist die Bedienstruktur gut und intuitiv bedienbar, zwar nicht in jedem Punkt (z.B. BOLUS-Taste), aber nach Unterweisung sicherlich." (Vp9)	- Drug-Menü ist für den schnellen Gebrauch nicht von Vorteil (Vp1) - Die kleinen Pfeile im Menü sind nicht als Anweisung erkennbar, Wechsel ins Menü mit OK wird bevorzugt, mit Cursortasten wird nicht angenommen (Vp1) - Die Comfort-Modul Taste ist dann überflüssig, wenn Sie von den Anwendern nicht genutzt werden kann (Vp2) - „ich hätte es besser gefunden, wenn das Gerät mich am Ende noch mal fragt", nach der Eingabe der Medikamente, Rate usw. ob das Gerät gestartet werden soll oder ob die Eingabe wiederholt werden soll. (Vp2) - Einweisung zwingend, weil die Optik anders ist (Zahlenfeld fehlt) (Vp3) - Cursorbedienung führt zur komplizierter Bedienung im Vergleich zu bisherigen Pumpen (Vp3) - In der Hektik kann es passieren, dass man im Menü in der Zeile verrutscht (gerade im Notfall bei unerfahrenen Schwestern) (Vp3) - Das Umspringen auf die umgestellte Rate dauert zu lange (10 sec. sind 10 sec.) das dauert zu lange, man muss warten (Vp3) - Menü-Taste fehlt (Vp4) - „dass ich die Funktionen der Knöpfe nicht kenne – das stört mich sehr" (Vp4) - zu viele Funktionen für die Pfeiltasten; Vp würde Ziffernfeld bevorzugen (Vp4) - Bolus-Taste muss extra gedrückt werden sei nicht gut (Vp4) - Anzeige unterschiedlicher Raten (Vp5) - Menüknopf, Menütaste fehlt, um immer wieder an den Anfang zu gelangen (Grundmenü) (Vp6) - µg statt mcg ist üblich, die Abkürzung mcg ist neu (Vp6) - Die Bolusbestätigung ist unlogisch (Vp7) - Eingabe der Konzentrationseinheit in mcg und Umspringen auf mg ist blöd, ärgerlich und gefährlich…ein erheblicher Minusgrund (Vp9) - „Ich fände es besser, wenn es auch eine Menütaste gibt, gerade wenn man was anderes gemacht hat und sich umstellen muss, dann wäre es leichter" (Vp9) - die unterschiedliche Beschriftung der Tasten, d.h. 4 x Schrift und 2 x Piktogramme (Vp10) - ungünstige Möglichkeit ins Patientenmenü zu gelangen. Die Bezeichnung der einzelnen Menüpunkte sollte stärker zu differenzieren sein.(Vp11)
Sonstiges	Anzahl: 4	Anzahl: 7
	- „die Akkuanzeige ist gut" (Vp2) - „dass es eine glatte Fläche gibt, ist natürlich zum abputzen immer besonders gut…die Kanten [Spritzenöffner] sind natürlich bisschen doof, weil man	- Was heißt VTBD? (Vp1) - Spritze einlegen über Stempel anfahren kann von Nachteil sein und nerven, gerade wenn es schnell gehen muss und man auf den Motor warten

Tab. 7.21 (Fortsetzung)

	da schwer hinterkommt.“ (Vp7) - Aufschieben als Befestigung ist in Ordnung (Vp9) - unterschiedliche Spritzengrößen und deren Erkennung durch das Gerät. (Bei anderen Pumpen kann man oft nur 50ml Spritzen verwenden.) (Vp11)	muss (Vp1) - (aber Nachteil bei Vorgängerpumpen, wo man manuell an Spritze heranfahren muss funktioniert das manchmal nicht - es rastet nicht richtig ein - und man weiß nicht woran es liegt - wo der Fehler liegt -, in diesem Fall ist die vorliegende Konstruktion von Vorteil, da man davon ausgehen kann, dass richtig eingelegt wird) - das Vorgängermodell (Grüne Pumpe) ist nicht so tief (Vp2) - es gibt keinen Transporthenkel !!! – Patienten können die Pumpe nicht mitnehmen, wenn sie zur Untersuchung gehen. (Vp2) - Man braucht immer einen Schlitten ein Fach, um die Pumpe zu platzieren (Vp3) ▪ auf Intensivstation i.O., weil da stationär, wenn mobil dann eher nachteilig, wenn man ganze Kästen schleppen muss ▪ auch wenn man nur eine Pumpe braucht, man braucht eine andere Befestigungsmöglichkeit alternativ zum Kasten, denn wenn nur Kasten und ich brauche nur eine Pumpe - „Ich weiß immer noch nicht was VTBD bedeutet, ist keine gängige Angabe“ (Vp9) - falsche Umrechnung der Einheit bei der Dosiskalkulation (Vp11)

Glossar

Anwenderakzeptanz Syn.: *Benutzerakzeptanz, Benutzerzufriedenheit*; Positive Einstellung eines Benutzers zu einem Produkt.

Arbeitsaufgabe Syn.: *Aufgabe*; Transformation eines Anfangszustandes in ein erwartetes Ergebnis durch das Ausführen bekannter Arbeitsschritte.

Aufgabe Syn.: *Arbeitsaufgabe*; Transformation eines Anfangszustandes in ein erwartetes Ergebnis durch das Ausführen bekannter Arbeitsschritte.

Auswertungsobjektivität Unabhängigkeit eines Ergebnisses von der Auswertung der Daten, um zu diesem Ergebnis zu gelangen. D. h., die Auswertung der Daten durch zwei Gutachter muss dasselbe Ergebnis hervorbringen. *Siehe auch Objektivität.*

Bedienbarkeit Syn.: *Usability, Benutzbarkeit, Bedienqualität*; Beschreibt die Qualität der Benutzungsoberfläche und ist ein Maß für den einfachen, schnellen und zufriedenstellenden Einsatz eines Gerätes durch den Benutzer.

Bedienfehler Syn.: *Fehlbedienung*; Misslungenes oder unvollständiges Ausführen einer Funktion eines technischen Arbeitsmittels durch einen Benutzer.

Bedieninteraktion Wechselwirkung zwischen einem technischen Arbeitsmittel und einem Benutzer mit dem Ziel, eine Funktion zu nutzen.

Bedienung Syn.: *Benutzung, Anwendung*; Aktivieren, Betätigen oder Nutzen einer Funktion eines technischen Arbeitsmittels durch eine Person.

Bedienoberfläche Syn.: *Benutzeroberfläche, Interface*: Schnittstelle zwischen einem Benutzer und einem technischen System, um eine Bedienung zu ermöglichen.

Bedienqualität Syn.: *Usability, Bedienbarkeit, Benutzbarkeit*; Beschreibt die Qualität der Benutzungsoberfläche und ist ein Maß für den einfachen, schnellen und zufriedenstellenden Einsatz eines Gerätes durch den Benutzer.

Benutzer Syn.: *Anwender, Bediener*; Person, die eine Handlung an einem technischen Arbeitsmittel ausführt.

Benutzbarkeit Syn.: *Usability, Bedienbarkeit, Bedienqualität*; Beschreibt die Qualität der Benutzungsoberfläche und ist ein Maß für den einfachen, schnellen und zufriedenstellenden Einsatz eines Gerätes durch den Benutzer.

Benutzerakzeptanz Syn.: *Anwenderakzeptanz, Benutzerzufriedenheit*; Positive Einstellung eines Benutzers zu einem Produkt.

Benutzeroberfläche Syn.: *Bedienoberfläche, Interface*: Schnittstelle zwischen einem Benutzer und einem technischen System, um eine Bedienung zu ermöglichen.

Benutzungsqualität Syn.: *Usability, Bedienbarkeit, Benutzbarkeit*; Beschreibt die Qualität der Benutzungsoberfläche und ist Maß für den einfachen, schnellen und zufriedenstellenden Einsatz eines Gerätes durch den Benutzer.

Benutzerzufriedenheit Syn.: *Anwenderakzeptanz, Benutzerakzeptanz*; Positive Einstellung eines Benutzers zu einem Produkt.

Dialog Syn.: *Mensch-Maschine Dialog*; Wechselseitiger Austausch von Informationen oder Daten.

Doppelexperte Persönlichkeit mit einem besonders ausgewiesenem Sachverstand in zwei oder mehreren Fachgebieten.

Durchführungsobjektivität Unabhängigkeit eines Ergebnisses von der Durchführung einer eingesetzten Methode um zu dem Ergebnis zu gelangen. D. h., das Ergebnis soll nicht von der Versuchsdurchführung beeinflusst werden. *Siehe auch Objektivität.*

Element Baustein eines Systems.

Ergonomie Lehre von der Anpassung der Dinge oder Tätigkeiten an die Fähigkeiten des Menschen und umgekehrt.

Experte Persönlichkeit mit besonders ausgewiesenem Sachverstand und Kenntnissen in einem Fachgebiet.

Fehlbedienung Syn.: *Bedienfehler*; Misslungenes oder unvollständiges Ausführen einer Funktion eines technischen Arbeitsmittels durch einen Benutzer.

Funktion Zielgerichtetes Wandeln eines Stoff-, Energie- oder Informationsflusses durch ein System.

Funktionale Prozessunterstützung Syn.: *Prozessunterstützung*; Unterstützung eines medizinischen Arbeits- oder Behandlungsablaufes durch die Funktionalität eines Medizingerätes.

Funktionalität Summe aller Funktionen eines Medizingerätes.

Funktionsrelevanz Ist ein Maß für die Notwendigkeit einer Funktion. Aus arbeitswissenschaftlicher Sicht ist insbesondere der medizinische Nutzen und die Anwendungshäufigkeit einer Funktion von Bedeutung.

Gebrauchstauglichkeit Zusammenwirken zwischen der Funktionalität und der Bedienbarkeit eines Produktes.

Gebrauchswert Zusammenwirken der Gebrauchstauglichkeit und der Kosten, die mit der Anwendung und Beschaffung eines Produktes verbunden sind. Der Gebrauchswert ergibt sich aus der Anfanginvestition und den Rückflüssen, die durch den Einsatz eines Produktes erwirtschaftet werden

Gefährdung Vorhandensein einer potentiellen Schadensquelle.

Gefahr (Potentielles) Vorhandensein unvertretbarer Risiken.

Handlung Zusammenhängender Ablauf von (ggf. kognitiven) Aktionen zum Erreichen eines Ziels.

Inhaltsvalidität Gibt an, wie gut das gemessene Item den zu erfassenden Wert repräsentiert. *Siehe auch Validität.*

Interaktion Syn.: *Mensch-Maschine-Interaktion*; Wechselseitiges, auf einander bezogenes kognitives oder motorisches Handeln.

Interface Syn.: *Bedienoberfläche, Benutzeroberfläche*; Schnittstelle zwischen einem Benutzer und einem technischen System, um eine Bedienung zu ermöglichen.

Interpretationsobjektivität Unabhängigkeit eines Ergebnisses von der Interpretation der Daten. D. h., individuelle Interpretationen dürfen nicht in die Bewertung von Daten einfließen. *Siehe auch Objektivität.*

Intervallskala Bewertungsskala mit metrischem Skalenniveau, auf der Rang- bzw. Bewertungsunterschiede durch den Abstand zwischen den einzelnen Werten beschrieben werden kann.

Median Syn.: *Zentralwert*; Wert der eine Stichprobe in zwei gleich große Hälften teilt. Gegenüber dem arythmetischen Mittelwert ist der Median stabil gegenüber Einzelmesswerten, die stark von der Verteilung abweichen (Ausreissern) und kann auch auf ordinal skalierte Variablen angewendet werden.

Medizingerät Syn.: *Medizintechnik, medizintechnisches System*; Energetisch betriebenes (aktives) Medizinprodukt.

Medizinprodukt Gegenstand zur Therapie, Diagnostik oder Überwachung eines Patienten.

Medizintechnik Syn.: *Medizingerät, medizintechnisches System.* Energetisch betriebenes (aktives) Medizinprodukt.

medizintechnisches System Syn.: *Medizingerät, Medizintechnik*; Energetisch betriebenes (aktives) Medizinprodukt.

Menschliches Versagen Handlung (oder unterlassene Handlung) eines Menschen, die zu einem nicht gewünschten Ergebnis führt.

Mensch-Maschine Dialog Syn.: **Dialog**; Wechselseitiger Austausch von Informationen oder Daten.

Mensch-Maschine-Interaktion Syn.: *Interaktion*; Wechselseitiges, auf einander bezogenes kognitives oder motorisches Handeln.

Methode Regelgeleitete Grundlage einer Vorgehensweise oder eines Handelns, die einem Anwender reproduzierbare und überprüfbare Ergebnisse liefert

Methodik Lehre und Anwendung von Methoden. Eine Methodik bedient sich in der Regel einer oder mehrerer Methoden.

Mittlere Abweichung (engl. Mean Deviation, MD). Maß für die Streuung einer Verteilung, das die durchschnittliche Abweichung der Messwerte vom Median angibt.

Modell Eine vereinfachte Abbildung der Realität zum Hervorheben oder Verdeutlichen spezifischer Eigenschaften.

Objektivität Unabhängigkeit eines Ergebnisses von der eingesetzten Methode oder des Messverfahrens um zu diesem Ergebnis zu gelangen. Man unterscheidet Durchführungsobjektivität, Auswertungsobjektivität und Interpretationsobjektivität.

Ordinalskala *Syn: Rangreihe*; Bewertungsskala, bei der jede Merkmalsausprägung einer Kategorie zugeordnet wird, die in einer Rangfolge zueinander stehen.

Paralleltest-Reliabilität Reliabilität, die sich in Bezug zu einem anderen Testverfahren bzw. Messverfahren ergibt, welcher das gleiche Konstrukt durch andere Items erfasst. *Siehe auch Reliabilität.*

Prozedur Individuell festgelegter Ablauf von Funktionen oder Handlungen als Reaktion auf eine gegenwärtige Situation.

Prozess Im zeitlichen Ablauf festgelegte, reproduzierbare Abfolge von Funktionen oder Handlungen.

Prozessmodul Syn.: *Teilprozess, Subprozess, Prozessabschnitt*; Beschreibt einen untergeordneten Teil eines Gesamtprozesses, der durch eine eigenständige Arbeitsaufgabe abzugrenzen ist. Ein Prozessmodul kann sich wiederum aus mehreren untergeordneten Prozessmodulen zusammensetzen.

Potentielle Prozessunterstützung Syn.: *Potentielle Prozessunterstützung*; Theoretisch mögliche Unterstützung eines medizinischen Arbeits- oder Behandlungsablaufes durch die Funktionalität eines Medizingerätes.

Prozessrelevanz Bedeutung einer Funktion, Handlung, Teilhandlung oder eines Prozessmoduls oder Teilprozesses für den Gesamtprozess.

Prozessunterstützung Syn.: *Funktionale Prozessunterstützung*; Unterstützung eines medizinischen Arbeits- oder Behandlungsablaufes durch die Funktionalität eines Medizingerätes.

Qualität Gesamtheit von Eigenschaften und Merkmalen eines Produktes, eines Prozesses, einer Dienstleistung oder Handlung, die sie zur Erfüllung vorgegebener Erfordernisse geeignet machen.

Rangreihe *Syn Ordinalskala*; Bewertungsskala, bei der jede Merkmalsausprägung einer Kategorie zugeordnet wird, die in einer Rangfolge zueinander stehen.

Reliabilität Wiederholbarkeit. Gibt an, wie zuverlässig mit einer Methode oder einem Messverfahren ein Wert gemessen werden kann. Im Rahmen dieser Arbeit werden Retest-Reliabilität und Paralleltest-Reliabilität unterschieden (*siehe dort*).

Retest-Reliabilität Reliabilität, die sich durch eine wiederholte Messung bzw. wiederholte Versuchsdurchführung ergibt. *Siehe auch Reliabilität.*

Risiko Kombination aus der Auftrittswahrscheinlichkeit eines Schadens und der Schwere des auftretenden Schadens (Schadensausmaß).

Schaden Verletzung der Gesundheit von Menschen oder Schädigung von Gütern oder der Umwelt.

Sicherheit Abwesenheit von unvertretbaren Risiken.

Subprozess Syn.: *Teilprozess, Prozessabschnitt, Prozessmodul*; Beschreibt einen untergeordneten Teil eines Gesamtprozesses, der durch eine eigenständige Arbeitsaufgabe abzugrenzen ist.

System Gesamtheit miteinander in Beziehung stehender Teile oder Elemente.

Systemaspekt Spezifischer Gesichtspunkt bzw. Betrachtungsweise eines Systems, durch die bestimmte Eigenschaften oder Wirkbeziehungen hervortreten

Systemergonomie Lehre von der Anpassung der Dinge oder Tätigkeiten an die Fähigkeiten des Menschen sowie die Anpassung des Menschen an die ihn umgebenden Dinge oder Tätigkeiten unter besonderer Berücksichtigung der Informationswandlung innerhalb eines Arbeitssystems.

Systemgrenze Willkürliche Abgrenzung eines Systems von seiner Umgebung. Durch eine Variation der Systemgrenzen können unter- oder übergeordnete Systeme erzeugt werden.

System-Usability-Scale (SUS) Fragebogen zum Erfassen der Usability von Produkten. Zur Auswertung werden den bewerteten Items Punktwerte von 1 bis 5 zugeordnet. Die maximal zu erreichende Punktzahl wird auf 100% skaliert, wodurch der erreichte Zustimmungsgrad als Prozentwert (SUS-Wert) angegeben werden kann.

Tätigkeit Körperliche oder geistige Handlung zum Erreichen eines Ziels.

Teilhandlung Abschnitte oder Teile eines zusammenhängenden Ablaufs von Aktionen zum Erreichen eines Ziels.

Teilprozess Syn.: *Prozessabschnitt, Prozessmodul, Subprozess*; Beschreibt einen untergeordneten Teil eines Gesamtprozesses, der durch eine eigenständige Arbeitsaufgabe abzugrenzen ist.

Testgüte Gibt die wissenschaftliche Qualität eines Tests bzw. einer Methode an. Es werden drei zentrale Testgütekriterien unterschieden: Objektivität, Reliabilität und Validität.

Testgütekriterien Objektivität, Reliabilität und Validität eines Tests bzw. einer Methode.

Usability Syn.: *Bedienbarkeit, Benutzbarkeit, Bedienqualität*; Beschreibt die Qualität der Benutzungsoberfläche und ist ein Maß für den einfachen, schnellen und zufriedenstellenden Einsatz eines Gerätes durch den Benutzer.

Utilität Nützlichkeit. Beschreibt die praktische Relevanz einer Methode, Methodik oder deren Ergebnisse.

Validität Gültigkeit. Gibt an, wie genau mit einer Methode oder einem Messverfahren der Wert erfasst werden kann, der erfasst werden soll. *Siehe auch Inhaltsvalidität.*

Abkürzungsverzeichnis

Abb.	Abbildung
AP	Arbeitsprozesse
ASA	American Society of Anesthesiologists
DRGs	Diagnosis Related Groups
EKG	Elektrokardiogramm
GT	Gebrauchstauglichkeitswert
KTQ	Kooperation und Transparenz im Krankenhaus
MD	*(engl. Mean Deviation)* Mittlere Streuung einer Stichprobe
MPG	Medizinproduktegesetz
NACL 0,9%	0,9% Natrium-Chlorid Lösung
OP	Operationssaal
PAMS	Patient-Arzt-Maschine System
PCA	Patient Controlled Analgesia
PDMS	Patienten-Daten-Management System
PM	Prozessmodul
QPU	Quantifizierte funktionale Prozessunterstützung
QU	Quantifizierte Usability
SD	Standardabweichung
SUS	System-Usability-Scale
Syn.	Synonym
TAA-KH	Tätigkeits- und Arbeitsanalyseverfahren für das Krankenhaus
TIVA	Total Intravenöse Anästhesie
TOPICS	Together Optimizing Processes in Clinical Systems
TU	Technische Universität
VALAMO	Variables Layout Model
VP	Versuchsperson
WHO	World Health Organization

Sachwortverzeichnis